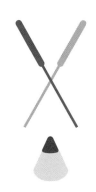

鍼灸のことが
気になったら
まず読む本
Q & A 89

編著

口之津病院 医はき師

寺澤佳洋

中外医学社

● 執筆者一覧 （執筆順）

寺澤佳洋　口之津病院内科・総合診療科

坂部昌明　明治国際医療大学鍼灸学部 非常勤講師，NPO法人ミライディア 理事

吉田行宏　明治国際医療大学鍼灸学部鍼灸学科 講師

木村研一　関西医療大学保健医療学部はり灸・スポーツトレーナー学科 准教授

山下　仁　森ノ宮医療大学大学院保健医療学研究科長・教授，同大学鍼灸情報センター長

伊藤和憲　明治国際医療大学鍼灸学部 学部長，兼大学院研究科長 教授

新原寿志　常葉大学健康プロデュース学部健康鍼灸学科 教授

長崎絵美　RISA鍼灸院

木津正義　明生鍼灸院

岡本真理　美容鍼灸サロン麻布ハリーク 代表

川畑充弘　美容鍼灸サロン麻布ハリーク

増山祥子　森ノ宮医療大学医療技術学部鍼灸学科，同大学鍼灸情報センター

松浦悠人　東京有明医療大学保健医療学部鍼灸学科 助教

渡部芳徳　医療法人社団慈泉会 市ヶ谷ひもろぎクリニック 理事長，精神科医

粕谷大智　新潟医療福祉大学鍼灸健康学科 開設準備室長 教授

冨田祥史　一般社団法人山元式新頭鍼療法YNSA学会理事，康祐堂あけぼの漢方鍼灸院

栗本夏帆　グラン 統括院長

小内　愛　埼玉医科大学東洋医学科

山口　智　埼玉医科大学東洋医学科 准教授

金子聡一郎　東北大学大学院医学系研究科 地域総合診療医育成寄附講座 助教，
登米市立登米市民病院鍼灸外来

長瀬眞彦　吉祥寺中医クリニック 院長，日本東方医学会 会長，
順天堂大学医学部医学教育研究室

森下大亮　NODOKA RELIFE株式会社 代表取締役，のどか治療院 院長，
明治国際医療大学保健医療学部 非常勤講師

古田大河　鍼灸 MARU

建部陽嗣　国立研究開発法人量子科学技術研究開発機構 研究員

鈴木雅雄　福島県立医科大学会津医療センター附属研究所 教授

今井賢治　帝京平成大学ヒューマンケア学部鍼灸学科 教授，
全日本鍼灸学会 常務理事（学術部長）

西村直也　セイリン株式会社 国内営業部医療・企画推進課 係長

船水隆広　学校法人呉竹学園臨床教育研究センター マネージャー

小泉洋一　セネファ株式会社 せんねん灸お灸ルーム 所長

三村直巳　東京医療専門学校鍼灸科・鍼灸マッサージ科

樫尾明彦　給田ファミリークリニック 副院長

鈴村水鳥　名鉄病院小児漢方内科 / 小児科，かけはし糖尿病・甲状腺クリニック漢方内科

寺澤すみれ　医療法人いその産婦人科

姜　琪鎬　医療法人みどり訪問クリニック 理事長

大村健久　函館おおむら整形外科病院 理事長

藤沼康樹　医療福祉生協連家庭医療学開発センター長

岡光一成　鷲羽鍼灸院，一般社団法人全国鍼灸マッサージ協会 組織局

齋藤剛康　剛鍼灸治療院 総院長，一般社団法人全国鍼灸マッサージ協会 会長

古賀慶之助　公益社団法人 福岡県鍼灸マッサージ師会 会長

若山育郎　関西医療大学 名誉教授，公益社団法人全日本鍼灸学会 会長

田中一行　公益社団法人群馬県鍼灸師会 会長

山岡傳一郎　愛媛県立中央病院漢方内科 主任部長，
一般社団法人日本東洋医学会鍼灸学術委員会 担当理事

矢野　忠　明治国際医療大学 学長，同大学鍼灸学部鍼灸学科 教授

横山　奨　アイム鍼灸院 総院長，YI'N YANG GINZA 院長

目　　次

第4章　鍼灸診療の多様性　　　　　　　　　　　　　　　31

第5章 鍼灸師が活躍する場 51

第6章 そもそも鍼とは 69

第7章　そもそも灸とは　　　　　　　　　　　　　　83

第8章　医師が語る鍼灸　　　　　　　　　　　　　　105

第9章　療養費制度について　　119

第10章　関連する団体　　122

第11章　その他

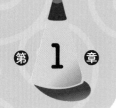

まえがき
〜編者の壮大な想い〜

Q1 なぜ本書を作成しようと思ったのですか？

A1 鍼灸や鍼灸師の素敵な魅力を医療関係者や患者さん・家族に伝えたいと思ったからです．

　著者は，高校卒業後，当時は鍼灸を学べる唯一の大学であった明治鍼灸大学（現明治国際医療大学）に進学しました．手に鍼を打つことで，遠く離れた腰の痛みが改善する体験など，とても刺激的な日々を過ごしました．鍼灸の勉強に没頭し，施術により改善していく患者さんを目の当たりにし，鍼灸の効果や魅力を体感しました．このころは，**鍼灸が「当たり前」の世界**で日々を過ごしていました．

　鍼灸大学卒業後，患者さんの前に立つにはまだ学ぶべきことがあると考え，医学部に進学しました．西洋医学を中心とした勉学に励みましたが，東洋医学や鍼灸に関する講義が数コマしかなかったことに衝撃を受けました．医学部では，鍼灸は当たり前ではなかったのです．さらに医師として働き始めると，鍼灸との距離感はさらに遠くなっていきました．鍼灸を話題にしても，周囲の医師，看護師，コメディカルや患者さんには全然伝わらない．「えっ？　鍼灸師って国家資格なの？」（→ Q4）「鍼灸って，エビデンスあるの？」（→ Q14）といった質問も受け，鍼灸が医療界に全く浸透していないことを痛感しました．**鍼灸が「当たり前」なのは鍼灸師を中心とした限られた範囲で，実際の医療界では「有難き」（レアな）ものだったのです．この状況を何とかしたい！と思いました．**

　やがて，鍼灸を広めるためのワークショップや講義を開催する機会をいただけるようになりました．若手，ベテランを問わず，鍼灸をほとんど知らない医療者や，一般の方にも参加していただけるようになりました．参加者から，「鍼灸治療を取り入れて効果があった」といううれしい報告も受けるようになりました．少しずつ

ですが，医療者に鍼灸を知ってもらい，鍼灸が活躍する場が広がっていると実感でき，大変うれしく思っています．

　本書は，皆さんが本当に知りたいことを拾い上げるため，自身の活動を通じて皆さんからいただいた質問をもとに構成しています．そして，執筆にあたっては，読者が幅広い視点に触れられるよう，鍼灸師・医師を問わず，多くのエキスパートに協力をいただいています．

本書を通じて一人でも多くの方々に鍼灸を知っていただき，鍼灸を社会における「有難き」ものから，「当たり前」にすることが編者の理想です．

　ちなみに，「有難き」は "ありがとう" の語源ともされます．

　コロナ禍でご多忙の中，執筆していただいた共著者の皆さんと，たくさんの患者さんの苦痛や私自身の腰痛を解放してくれる鍼灸，そして本書を手にとってくれた貴方に "ありがとう" の思いを込めて．

〈寺澤佳洋〉

Q2 "医はき師"って何ですか？

A2 「あはき師」から着想し，筆者が作成した造語です．医師＋鍼灸師のことです．

　まず，「あはき師」から解説します．

「あはき師」

　あん摩マッサージ指圧師・はり師・きゅう師は，それぞれ独立した国家資格です．はり師・きゅう師を同時に取得するケースが多いですが，3つの資格を並行して学び，同時に取得することもあります．3つの資格を有する人は，各資格の頭文字をとり「あはき師」とよばれます．

「鍼灸師」

　はり師・きゅう師の2つの資格を有するものを「鍼灸師」とよびます．「はき師」とはあまりよばれません．

JCOPY 498-06932

"医はき師"

筆者は，あん摩マッサージ指圧師ではなく"医師"と，はり師・きゅう師の3つの国家資格を持っているため，「あはき師」に倣い，"医はき師"と名乗ることにしました．

しかし，「あはき師」という言葉自体になじみのある人が少なく，医療関係者はもちろん，患者さんにも，このハイセンスな笑いが全く伝わらないことに，使い始めてから気づきました（泣笑）．

「医はき師」という呼称を聞いて，普通に笑ってもらうために自分にできることは何か？！　その答えの1つが本書作成だった，という隠れたモチベーションは秘密にしておいてください（笑）．

〈寺澤佳洋〉

Q3　本書の読み方，注意点や使い方を教えてください．

A3　読み方: 気になる Q&A から読み進めてください！
　　　使い方: 自己学習以外にも贈答用としてご活用ください！

- 本書の Q&A は，編者の活動を通じてよく受ける質問をもとに構成しています．
- 下記の 11 部構成になっています．気になる Q&A から読み進めていただいて問題ありません．

1. **まえがき〜編者の壮大な想い〜**: 編者（寺澤佳洋）の熱き想い
2. **鍼灸師とは何者か**: 資格，専門性や類似他職種との相違など
3. **鍼灸診療を知ろう**: 実際の鍼灸治療の流れやエビデンス，副作用など
4. **鍼灸診療の多様性**: 小児や妊婦などの患者対象別，緩和科や精神科などの診療科別など
5. **鍼灸師が活躍する場**: 鍼灸師の活躍を，場の多様性からまとめた．
6. **そもそも鍼とは**: 鍼そのものに関してまとめた．ここにも多様性があります．
7. **そもそも灸とは**: 灸そのものに関してまとめた．ここにも多様性があります．
8. **医師が語る鍼灸**: 各種専門医からの視点で，鍼灸のメリット・デメリットな

どを語っていただいた.

9. **療養費制度について**：いわゆる保険治療として行われる鍼灸治療に関して

10. **関連する団体**：鍼灸を深掘りしたい人は，ぜひ参考にしてください.

11. **その他**：まとめのような内容，復習にもご活用ください. 比較的真面目な内容です.

注意書き

- 鍼灸界は本書でも語られているように多様性に富んでいます. 本書で紹介できるのは，その一部であり，本書で示される内容とは異なる考えや流派もあります.

- 世の中に出回る鍼灸関連の情報は，その根拠として個人的な見解～大規模な研究がもとになっているものまで，種々雑多です. また，根拠として古典が引用されることも多いのですが，その解釈にも差があります.

- 同様に本書の各執筆者の立場や所属団体もさまざまです. 内容に関して，文献や研究などの裏づけがある時は極力示すようにしてますが，一部筆者の経験的な見解がもとになっている記述も混在します. その点は，ご了承ください.

- 一部難解な用語が出てくるとも思います. 時間があれば調べていただき，時間がなければ読み進めてみてください.

- 書籍を通じて，出版社や編者として，特定の団体，理論，企業などを推奨，非難する意図はありません.

- 西洋医学へのアクセスが良い国内では，鍼灸治療が単独で第一選択として治療されることは多くなく，標準治療と併用または，標準治療で効果が乏しいときの治療選択肢として考えています.

- 本書で得た知識を活用し，不利益が生じた際も責任を負いかねます.

- 編者もまだまだ学びの過程であり，記載された内容と異なる意見やより良い表現方法などがあれば，ぜひともお知らせください（アンケートフォーム https://jp.surveymonkey.com/r/5M53FW5 → QR コード）.

表記に関して

- 「鍼」は，「針」（ハリ）のことですが，治療用のハリは針ではなく，鍼と称されることが多いため本書では鍼と示しています. 一方で，例えば注射針など採血や裁縫で使用されるハリは針で示しています. ややこしくて，すいません.

- 子どもを対象とした鍼は，本書では「小児はり」と表現しています（→ Q19）.

- 「はり師」と「きゅう師」の両方の資格を有する者を「鍼灸師」と示しています（→ Q2，Q4）．

自己学習以外での本書のユニークな使い方！

　本書は，医師をメインターゲットにしています．加えて，鍼灸に興味を持ってくれた方や鍼灸学生〜若手鍼灸師といった鍼灸初学者にも広めたいと考えています．

　そこでっ！　ぜひ本書を**贈答品として**ご使用ください！

　具体的には，

　　" 近所の医師に挨拶に行くとき "

　　" 知人が鍼灸学校に入学したとき "

　　" 友人が鍼灸師デビューするとき "

　　" 他職種に鍼灸の魅力を伝えたいとき "

などです．

　このようなときに贈答品・手土産として使ってください．そして**本書のページをめくりながら，1つか2つ鍼灸の魅力を共有してみてください！**　そうすれば，鍼灸に興味関心を持つ人が一人また一人と広がると信じています．皆さんのお力を貸してください！

　それでは，興味深い鍼灸の世界へいってらっしゃい！

〈寺澤佳洋〉

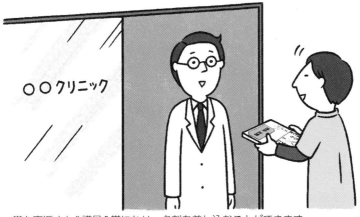

○○クリニック

※帯を裏返すと " 謹呈 " 帯になり，名刺を差し込むことができます．

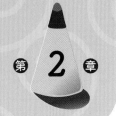

第2章

鍼灸師とは何者か

Q4 鍼灸師とはどんな人ですか?

A4 鍼灸師とは,はり師免許およびきゅう師免許という,独立した2つの免許を両方有している者の一般的な呼称です.

　法令上は,はり師免許を受けた者をはり師といい,きゅう師免許を受けた者をきゅう師といいます.

　正確な表記をする場合,鍼灸師は「はり師きゅう師」と表記されます.ただし鍼灸師という呼称も行政文書で使われているため,使用しても問題ありません.

　はり師免許,きゅう師免許などについて規定している法律は,あん摩マッサージ指圧師,はり師,きゅう師等に関する法律(昭和22年法律第217号.以下,「法」と称します)です.はり術およびきゅう術を業(ぎょう,なりわい)とするためには,医師免許を受けるか,はり術については,はり師免許を,きゅう術については,きゅう師免許を受けなければなりません(法第1条).

　業とは,「ある行為を反復継続の意思をもって行うこと」とされます.業を判断するにあたり,反復継続の意思について1回の行為であっても推定されるという判例があります.また営利を目的とするかしないかは問わず,対象が不特定多数かあるいは特定多数かも問いません.少なくとも事業として行う,あるいは無償であっても継続して行っている場合などは,業としていると解釈される可能性があるということです.

　はり師きゅう師においても誤解されがちですが,はり術,きゅう術ははり師きゅう師の独占業務ではありません.**法にも明記されている通り,医師においてもはり術,きゅう術を業とできます.**この場合は,医師としてはり術,きゅう術を行うのではり師きゅう師とは名乗れません.

JCOPY 498-06932

免許を受けるためには，学校または養成施設において，最低3年の教育を受け，所定の単位を取得し，国家試験に合格しなければなりません（法第2条）．現在，**はり師免許およびきゅう師免許は，厚生労働大臣免許（いわゆる国家資格）です．**

はり師きゅう師は，自らの責任においてはり術，きゅう術を行います．そのため，独立して施術所を運営することができます．施術および施術所という文言は，法令上はり師きゅう師の他に，あん摩マッサージ指圧師，柔道整復師以外の者について用いられていません．ちまたの**リラクセーション業者が「施術します」と謳っていますが，本来法令に反する文言なのです．**

〈坂部昌明〉

Q5　マッサージ師とは違うんですか？

A5　明確に違いますが，一般に聞く「マッサージ師」は，たくさんの概念を含みます．

3つの類型に整理して説明します．

1つ目は，はり師きゅう師と同様に，厚生労働大臣免許（いわゆる国家資格）である，あん摩マッサージ指圧師です．あん摩マッサージ指圧師は，はり師きゅう師同様，3年以上の教育と国家試験をクリアしており，自ら施術所を運営できるだけでなく，あん摩マッサージ指圧術を用いて運動制限の原因である疼痛を改善する目的（消炎鎮痛等処置）で行った場合，診療報酬点数が算定されます．あん摩マッサージ指圧師については，大学教育も存在しており，教育水準は高く，理学療法士と比較して遜色ありません．意外に知られていませんが，理学療法士および作業療法士法第15条第2項では，「理学療法士が，病院若しくは診療所において，又は医師の具体的な指示を受けて，理学療法として行なうマッサージについては，あん摩マッサージ指圧師，はり師，きゅう師等に関する法律第1条の規定は，適用しない．」とあります．**マッサージという文言は，これだけ配慮を必要とする，あん摩マッサージ指圧師および理学療法士特有の文言**であることは，確認しておくべきでしょう．したがって，はり師きゅう師が，あん摩やマッサージ，指圧を提供することは絶対にできません．柔道整復師においても同様です．ただし，はり師きゅう師，柔道整

復師においては，その施術に必要な範囲において**徒手的な方法**を加えることは可能であるとされます．

2つ目は，届出医業類似行為業者というのがあります．暫定的な措置（仕事が極端に少なかった当時の社会背景などの影響）であり，昭和39年までに届出を済ませた者が，その者一代に限って療術業を行ってよいとしたものです．とはいえ，昭和39年当時に成人していた者でも，令和4年時点で78歳になっているはずで，総数も1万3000人以下ですから，現在継続して業とされている者はほぼいないでしょう．

3つ目は，いわゆるリラクセーション業を行っている者です．すでに述べている通り，マッサージという文言は特別な文言ですので，リラクセーション業者は使ってはいけません．しかし，厚生行政も人員不足などが原因で取り締まりが難しい状況にあります．ですから，**マッサージと聞いたときは，厚生労働大臣免許あるいは都道府県，保健所等への届出の有無を必ず確認してください．**

〈坂部昌明〉

Q6 柔道整復師や整体師とも違うんですか？

A6 | 明確に異なります．

ただし，柔道整復師については，はり師きゅう師と別に柔道整復師の免許を受けていれば，いずれも施術することができるため，ひと目で判別するのが困難になります．**近年，はり師きゅう師と柔道整復師のいずれの資格も持っている施術者が多くなっています．**

柔道整復師は，柔道整復師法（昭和45年法律第19号）を根拠としており，はり師きゅう師と同様に所定の修養年限や取得すべき単位，あるいは国家試験が課されています．柔道整復師は，柔道整復術（柔道整復と称することもある）を業とします．また，柔道整復師の施術所は接骨院と呼称されることが多く，鍼灸院と呼称することの多い，はり師きゅう師の施術所と異なります．柔道整復師の施術所を開設する場合も，都道府県または保健所などへ届出を行わなければなりません．

整体師は，俗称的に使われているもので，法令上存在しない名称です．

JCOPY 498-06932

本来，整体という文言は，野口晴哉が考案した野口整体で使われ出したのですが，近年耳にする整体は，野口整体とは無関係のいわゆるリラクセーション業者が，自分たちが行っている徒手的なサービスについて法令への抵触を回避するために生み出した造語です．

整体師は，誰でも明日から名乗ることのできる名称です．整体師の中には団体を組織して勝手に私的教育を授け，その修了者に民間のライセンスを与えている事例も見られます．ただ，その教育内容は玉石混淆と言ってよく，多くの民間ライセンス取得者の人体の知識，疾病への理解，診断能力などは，人体を取り扱う業を行う者としては不十分であることも多いのが現状です．このような者による健康被害は近年増加しており，国民生活センターでもその健康被害に関して警鐘を鳴らしています【→ QR コード】．**総じて一般の方々には国家資格取得者との見分けが困難となっています．**

また，最近では理学療法士や看護師などが整体師を名乗り，手技療法を提供する場合もあります．これらの行為は，法令上医師法違反ないし，あはき法違反となりえます．

理学療法士については，業団体から注意喚起がなされているところをみると，その統制に苦慮していることがうかがえます．

〈坂部昌明〉

Q7　国内に鍼灸師は何人くらいいますか？

A7 ｜ 2021 年 8 月現在，はり師およびきゅう師の免許登録数はいずれも 19 万件ほどです．

ただし，登録者の全てが実際に施術を行っているわけではありません．残念ながら，死亡などの免許を取消さなければならない事情が生じたときであっても，罰則などがないため適正に取消の申請がなされていないことが多く，免許保持者の実数は異なるとされます．また，実際に就業している者についても，厳格に確認する方法がないため（届出方法の特殊性に起因する課題である），厚生労働省のデータも実情を反映していない可能性があるといわれます．これらは，はり師きゅう師が，

助産師などと同様に，現行の医療制度が成立する以前から業として行われていたこと，および明治期の医制以降の我が国の医療制度の設計上の課題とされます．今後，統計的な情報の整備が必要であると考えられます．

　鍼灸の受療率は矢野らによると 4.6%（2017 年調査）であると報告されています．市場規模は矢野経済研究所の調査によると，柔道整復，あん摩マッサージ指圧，鍼灸あわせて 9,440 億円（前年比 1.8%減，2018 年調査）と推計されており，あん摩マッサージ指圧，鍼灸だけで 4,630 億円程度であることが推計されます．

　はり師きゅう師，あん摩マッサージ指圧師の免許登録数については，公益財団法人東洋医療研修試験財団が，柔道整復師の免許登録者数は公益財団法人柔道整復研修試験財団が web ページ上で公開しています．また，医師，歯科医師，薬剤師の実数については，厚生労働省の三師調査を参照してください．就業実数については，厚生労働省の医療施設調査・病院報告の結果の概要および，web 上の「制度の概要及び基礎統計」の医療提供体制のページに公開されています．おおむね，厚生労働省の医療者あるいは医療従事者の統計は，集計等の事情により現時点より前の時期のものが開示されることはご承知おきください．2018 年時点で報告されている医療関係従事者数（就業数）を 表7-1 （次頁）にあげておきます．

〈坂部昌明〉

● ワンポイント

　就業はり師きゅう師は，両者を有している方がほとんどと予想され，ざっと医師の 3 分の 1，看護師の 10 分の 1 程度です．　　　　　　　　　　〈編者〉

Q8 鍼灸師や鍼灸院により専門とする診療科はありますか？

A8 医師の専門科のような専門領域を有する鍼灸師・鍼灸院は少数ですが，「鍼灸師」としての専門性を高めるべく日々研鑽を積んでいます．

　一般的な鍼灸院には専門性はありません．鍼灸院に来院する患者の多くは，腰痛や肩こり，膝痛などの運動器疾患が中心ですが，それだけではなく目の疲れや冷え

JCOPY 498-06932

表7-1 医療関係従事者数

従事者種類	数（人）	備　　考
医　師	311,963	資料：厚生労働省政策統括官付保健統計室「平成30年医師・歯科医師・薬剤師統計」 ※医師・歯科医師は医療施設の従事者．薬剤師は薬局・医療施設の従事者．
歯科医師	101,777	
薬剤師	240,371	
保健師	62,118	資料：厚生労働省医政局調べ（平成28年）
助産師	39,613	
看護師	1,210,665	
准看護師	347,675	
理学療法士（PT）	91,694.8	資料：厚生労働省政策統括官付保健統計室「平成29年医療施設調査」 ※常勤換算の数値
作業療法士（OT）	47,852.0	
視能訓練士	8,889.1	
言語聴覚士	16,639.2	
義肢装具士	105.3	
診療放射線技師	54,213.1	
臨床検査技師	66,866.0	
臨床工学技士	28,043.4	
就業歯科衛生士	132,629	資料：厚生労働省政策統括官付行政報告統計室「平成30年衛生行政報告例」
就業歯科技工士	34,468	
就業あん摩マッサージ指圧師	118,916	
就業はり師	121,757	
就業きゅう師	119,796	
就業柔道整復師	73,017	
救急救命士	56,415	資料：厚生労働省医政局調べ（平成30年3月31日現在） ※免許登録者数

といった愁訴も治療対象になっており，一般的な鍼灸院では患者の訴えるさまざまな愁訴に対して治療が行われています[1,2]．

　その一方で，得意とする分野・領域がある場合や，それらに特化した専門的な治療を提供している鍼灸師や鍼灸院は少数ですがあります．これは，鍼灸に関連した団体からの認定や，大学院などの専門機関で研究に関わった経験のある鍼灸師が行っています．大学や専門学校の附属施設，または医学部内で行われている鍼灸治療では，特定の疾患や領域に特化した専門的な鍼灸治療や研究が行われていることもあります．

　しかしながら，病院や診療所などとは異なり，鍼灸院には「あん摩マッサージ指

圧師，はり師，きゅう師等に関する法律」による広告制限が適用され，施術者の技能や施術方法，内科や整形外科，眼科といった**各専門領域を標榜することができません**．専門的な治療を希望する場合にはホームページなどを参考にするといいと思います．

◆ 文献 ◆
1) 加藤竜司，鈴木雅雄，福田文彦，他．鍼灸院通院患者の受療状況と満足度に関する横断研究．全日本鍼灸学会雑誌．2017; 67: 297-306.
2) 矢野忠，安野富美子，藤井亮輔，他．最も気になる症状（国民生活基礎調査「健康票」）の治療であんま・はり・きゅう・柔道整復師（施術所）にかかっている割合に関する調査［前編］．医道の日本．2019; 10: 123-29.

〈吉田行宏〉

第3章　鍼灸診療を知ろう

Q9 一般的な鍼灸治療の流れを教えてください.

A9 | 問診 → 身体診察 → 施術の流れの中で, 西洋医学の視点も組み合わせて行われます.

　大まかな鍼灸治療の流れは, ① 医療面接（問診）, ② 身体診察（検査）, ③ 鍼・灸施術の流れになります.

① 医療面接（問診）

　まずは医療面接により患者の問題点を理解するための情報を収集します. この医療面接は治療院によって西洋医学・東洋医学の両者の視点から行われます（単独の場合もあります）. 両者を組み合わせた視点により, 患者の身体的状態だけでなく精神的・心理的状態, 社会的状態の問題点を把握することにつながります[1]. 具体的には症状の種類や部位・発症機転・受傷機転・経過などの西洋医学的な情報と, 感情や飲食・消化の状態などの東洋医学的な情報を収集します. その際, 患者の訴える症状が, 治療介入が遅れることで生命や身体機能に危険が生じうる疾患ではないかということを判断するところから始まります.

② 身体診察（検査）

　次に医療面接で得られた情報をもとに身体診察（検査）に移ります. 鍼灸師が行う西洋医学的な検査には, 血圧測定や打診, 聴診, 触診, 感覚, 反射, 関節可動域, 徒手筋力などがあります. また, 疾患に特異的な徒手検査も行います. 鍼灸師はX線やCT, MRI, 血液検査などの検査を行うことはできませんが, これらの検査が意味するもの, 結果からわかる病気は理解できるような教育は受けています. 東洋

医学的な検査には，顔面や舌の色，形態などの視覚的な情報を得る**望診**，声の大小・高低などの聴覚的な情報と，臭いによる嗅覚的な情報を得る**聞診**，経穴（原穴，募穴，兪穴など）や経絡，腹部（腹診），脈（脈診）に触れて情報を得る**切診**があります．これらの診察方法は，現代医療で用いられている検査機器がない時代から，身体の内面や体表から発せられる微細な情報により，身体の状態や心の状態を読み取るために特化した診察法です．

③ 鍼・灸の施術

　医療面接と身体診察によって得られた情報を統合して鍼灸治療の適否を判断し，患者の病態や状態から鍼灸治療方針を決定します．

　西洋医学的な鍼灸治療は，症状に応じて生理学的な機序に基づき，筋や神経，血管，体表の反応（圧診点やトリガーポイント）などを考慮した経穴・部位に鍼灸施術を行います．

　東洋医学的な鍼灸治療は，症状や病態のある局所やその周囲の経穴を用いる**近位選穴**，症状がある部位から離れた経穴を用いる**遠隔選穴**，証（東洋医学的診断）に基づいた経穴を用いる**随証選穴**により経穴を決定し，それらの部位を単独または組み合わせて鍼灸施術を行います[2]．

◆ 文献 ◆
1）福田文彦．医療面接．In: 矢野忠，他編．図解鍼灸療法技術ガイドⅠ．東京：文光堂；2012．p. 502-8．
2）矢野忠．配穴法．In: 矢野忠，他編．図解鍼灸療法技術ガイドⅠ．東京：文光堂；2012．p. 661-5．

〈吉田行宏〉

10　1度の治療で治るんですか？　通院の必要がありますか？

A10　鍼灸治療の対象となる症状はさまざまで，1回の治療で治る症状もあれば，繰り返し治療することで治る症状，長期的なコントロールが目的となる症状もあります．

JCOPY　498-06932

　症状の程度や重症度，病態や原因が異なるため一概に言うことは難しいですが，受傷機転や発症機転がはっきりしているような症状は，１度の治療で症状が緩解することが多い印象です．例えば既存疾患がない比較的軽症の寝違えやぎっくり腰（急性腰痛）です．ただし，これらの症状であっても１度の治療で症状が治らない場合もあるので注意してください．

　年齢に伴う筋骨格系の変化（退行変性）によって起こる症状は，繰り返し治療を行うことで症状が緩解していくことが多い印象です．また，使い過ぎによって起こった症状や自律神経に関連した症状も，繰り返し鍼灸治療を行うことで効果が得られるものもあります．日常生活や仕事，スポーツによる過負荷が原因の場合には，日常の生活動作や仕事の見直し，ストレッチや筋力強化などのセルフケアを取り入れることも大切です．

　近年では慢性疼痛や心の問題など，西洋医学的にも治療に難渋するケースが増えています．そういったケースでは，症状があっても問題なく生活を維持することや，長期的なコントロールを目的として鍼灸治療が行われることもあります．

　繰り返しになりますが，程度や重症度，病態や原因が異なるため，すべての症状が上記に当てはまるわけではないのでご注意ください．

〈吉田行宏〉

Q11　経絡，経穴について教えてください．

A11｜東洋医学では全身の気血が流れる通路を「経絡」といいます．「経穴」とは体表に現れた反応点かつ治療点のことで，ツボという俗称でも一般に知られています．

　経絡は人体を縦方向に走行する経脈[*1]とそこから分かれ出る絡脈[*2]からなり臓腑[*3]に関連した名前がつけられています．**図11-1**①〜⑫のように十二本の経脈と身体の前面の正中を通る任脈⑬，後面の正中を通る督脈⑭を合わせた十四経脈からなります．経脈はそれぞれつながっており，気血が全身を循環し，身体に栄養を送っています．

　経穴とは体表に現れた反応点かつ治療点のことで，ツボという俗称でも一般に知

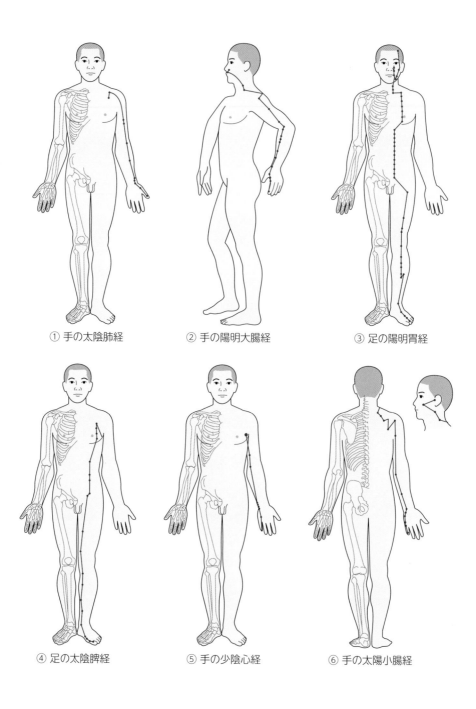

① 手の太陰肺経　　　　② 手の陽明大腸経　　　　③ 足の陽明胃経

④ 足の太陰脾経　　　　⑤ 手の少陰心経　　　　⑥ 手の太陽小腸経

JCOPY 498-06932

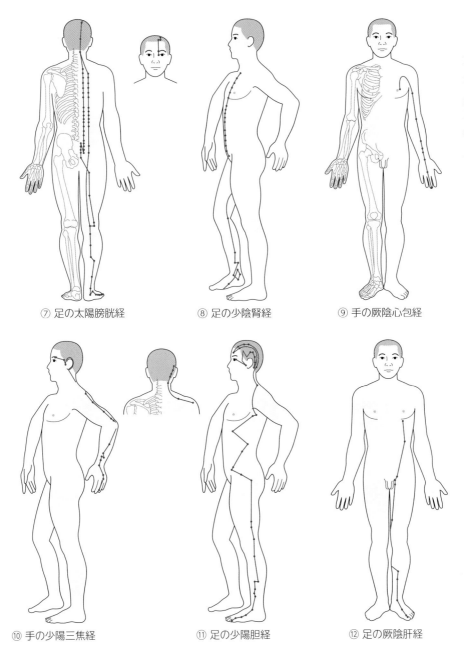

⑦ 足の太陽膀胱経　⑧ 足の少陰腎経　⑨ 手の厥陰心包経

⑩ 手の少陽三焦経　⑪ 足の少陽胆経　⑫ 足の厥陰肝経

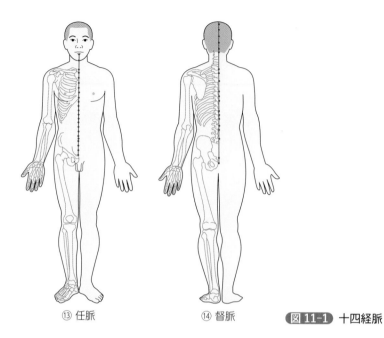

⑬ 任脈　　　　　　　⑭ 督脈　　　　　図 11-1　十四経脈

られています．このうち，十四経脈にある「経穴」は正穴*4 ともよばれ，全身の
361 穴が WHO（世界保健機関）によって定められています．「奇穴*5」は十四経脈
にはないが，特有の効果があるとされる治療点を指します．「阿是穴」は中国語で「あ，
そこ！」という意味で押すと圧痛があったり，気持ちが良かったりするところです．
WHO は「経穴」の国際的な表記について手の陽明大腸経であれば，LI（Large
Intestine の略字）とアルファベットの略字で記載するように定めています．例えば，
手の陽明大腸経の経穴である合谷穴であれば LI4 と表記されます．**鍼灸治療は鍼や
灸を用いてこれらの全身にある「経穴」を刺激し，「経絡」の中の気血の流れを良
くすることで臓腑の機能失調が改善すると考えられています．**

注）＊１　身体を上下に流れる縦方向の幹線
　　　＊２　経脈の分枝，縦横に走る幹線
　　　＊３　五臓（肝・心・脾・肺・腎）と六腑（胆・小腸・胃・大腸・膀胱・三焦）
　　　＊４　十四経脈上にあるツボ
　　　＊５　十四経脈上以外にあるツボ

JCOPY　498-06932

◆ 文献 ◆
1) WHO/WPRO 標準経穴部位　日本語公式版．第二次日本経穴委員会，監訳．神奈川：医道の日本社；2009.

〈木村研一〉

Q 12　鍼灸治療に禁忌はありますか?

A12　禁忌とされる部位，病態，手法がありますが，意見が分かれている事案もあります．鍼灸の教科書では **表 12-1** に示す部位，病態，手法が禁忌とされています[1]．

表 12-1 鍼灸の教科書で鍼灸治療が禁忌とされている部位，病態，手法[1]

	禁忌とされている事項
部位	・新生児の大泉門・小泉門，外生殖器，乳頭，臍部，眼球，大血管，体腔内臓器，中枢神経，悪性腫瘍部，化膿部，急性炎症の患部（刺鍼） ・人工物（人工関節，人工血管，ペースメーカーなど）を埋め込んでいる部位（刺鍼） ・顔面部，外生殖器，乳頭，臍部，化膿部，悪性腫瘍部，急性炎症の患部，皮膚病の患部（施灸）
病態	・心停止，呼吸停止，意識障害，大量出血，広範囲の熱傷，中毒などの緊急事態 ・バイタルサインに著しい異常がみられる場合
手法	・埋没鍼（刺入した鍼を故意に切断し体内に残存させる方法） ・水銀塗布刺鍼（刺鍼を容易にするため過去に一部で行われていた）

　部位に関しては，当然ながら解剖学的知識にもとづき臓器を損傷しない深度で刺鍼しなければなりません．施灸は過去とは異なり，今日では明確な合意がある場合以外は熱傷を起こさない手法で施術する必要があります．悪性腫瘍部の刺鍼や施灸は禁忌ですが，がん患者のさまざまな自覚症状や治療に伴う副作用の一部については，施術による症状緩和が期待できます[2]．

　発熱時や，がん治療に伴うリンパ浮腫については，施術すべきでないとする意見がある一方で国によっては積極的に行われており，より簡便で安全な手段がない場合には専門領域の医師の判断の下でのみ試行可能かもしれません[2]．**抗凝固薬または抗血小板薬投与中の患者の刺鍼**については，近年の症例集積と後ろ向きカルテ調

査の論文を見る限り，皮下出血の頻度は非投与群との間に差はありません[3]．

　なお，**コントロール状態が悪い糖尿病やステロイド長期服用など，易感染性の患者**の場合は，禁忌ではありませんが慎重な清潔操作のもと施術する必要があります．

◆ 文献 ◆
1) 教科書検討小委員会．リスク管理．In: 公益社団法人東洋療法学校協会編．はりきゅう理論．第3版．神奈川：医道の日本社；2021．p.29-33．
2) 増山祥子，山下仁，辻涼太，他．がん患者に対する鍼灸治療─臨床的有用性に関するエビデンスと緩和ケアチームでの試行．日本統合医療学会誌．2017；10: 13-9．
3) 山下仁．副作用情報を整備する．In: 速修現代臨床鍼灸学エッセンス．神奈川：錦房；2020．p.49-54．

〈山下　仁〉

Q13　鍼灸治療はどんな疾患や病態に効果がありますか？

A13　疼痛をはじめとして特に自覚症状を軽減させる効果があります．

　しばしば「WHO が認めた鍼の適応症」と称する症状・疾患のリストを見かけますが，これは1979年に WHO 地域間セミナーにおいて参加国が当時自国で鍼灸を用いていた対象疾患・症状をまとめたものであり，正しくは鍼の適応症ではありません[1]．このリストには，急性細菌性赤痢，中心性網膜炎，白内障なども含まれていました．2002年には WHO の伝統医学部門が「臨床試験で有効性が証明された」とする症状・疾患の報告書を発行しましたが[2]，これは単に鍼灸の臨床試験の論文をリストアップしただけの文書であり，試験の質をまったく検証していませんでしたから，鍼灸領域内外から厳しい批判を受けました[3]．**いずれにしても「WHO が認めた鍼の適応症」は存在しません．**

　1997年には米国 NIH（National Institutes of Health）が召集した鍼に関する合意形成パネル会議の声明が発表され，世界の注目を浴びました[4]．この合意声明では，成人の術後および化学療法による嘔気・嘔吐，歯科の術後痛，妊娠悪阻について「有望である」とし，薬物中毒，脳卒中後のリハビリテーション，頭痛，月経痛，テニス肘，線維性筋痛症，筋筋膜痛，変形性関節症，腰痛，手根管症候群，喘息に

表13-1 コクラン・レビュー，UpToDate®，および国内の診療ガイドラインで，鍼灸に肯定的な結論，推奨，あるいは記述がされている症状・疾患

コクラン・レビュー	国内の診療ガイドライン	UpToDate®
緊張型頭痛 片頭痛予防 （薬物療法と比較して） 術後の嘔気・嘔吐 前立腺炎の症状軽減 慢性腰痛 産痛軽減 線維筋痛症 （通常治療と比較して） 骨盤位妊娠（灸）	慢性疼痛 片頭痛予防・緊張型頭痛 線維筋痛症の疼痛・こわばり他 がん化学療法・放射線療法に伴う 　嘔気 過敏性腸症候群 産痛緩和，陣痛促進 ジストニア 乳がん内分泌療法による 　ホットフラッシュ・睡眠障害 COPD など非がん性呼吸器疾患の 　呼吸困難の軽減	慢性疼痛 術後の嘔気・嘔吐 化学療法による嘔気 歯痛を含む急性疼痛 頭痛 慢性閉塞性肺疾患（COPD） 季節性アレルギー性鼻炎 更年期のホットフラッシュ 急性麦粒腫 がん性疼痛

ついては，「補助療法として有用，あるいは包括的患者管理計画に組み込める可能性がある」と記されていました．当時一世を風靡しましたが，すでに20年以上前の臨床試験にもとづく情報ですのでエビデンスとしては古くなっています．なお，この声明はNIHが招集した合意形成パネルの声明であり，NIHの見解ではありません．

　2021年現在，コクラン・レビュー（Cochrane Database of Systematic Review），UpToDate®5)，および国内の診療ガイドラインで，鍼灸に肯定的または一部肯定的な結論，推奨，あるいは記述がなされている症状・疾患は **表13-1** のとおりです．ただし，たとえば急性麦粒腫の検討のために用いられたランダム化比較試験はすべて中国で行われており，その試験と論文の質はかなり低いようです6)．このように現時点での有効性のエビデンスの情報源や診療ガイドラインは絶対ではないですし，今後も更新や修正がされていきますから，常に新しいバージョン，そしてできれば複数の情報源を参考にする必要があります．

　何をもって鍼灸に「効果がある」とするのかは解釈に幅があります．施術対象が器質的疾患ではなく心身の機能的な不具合の改善について論じるのであればなおさらです．また，試されていないがゆえに鍼灸に効果があるかどうか言及できない病態も多いです．ですから**表に示した症状・疾患以外についても，禁忌（→Q12）に該当しない病態であれば，鍼灸治療を試してみると案外自覚症状が軽減することは少なくありません．**

◆ 文献 ◆
1) Bannerman RH. The World Health Organization viewpoint on acupuncture. Am J Acupunct. 1980；8：231-5.
2) Zhang X. Acupuncture：review and analysis of reports on controlled clinical trials. Geneva：WHO；2002. p.1-81.
3) 山下仁. 適応症とエビデンスを再考する. In：速修現代臨床鍼灸学エッセンス. 神奈川：錦房；2020. p.7-12.
4) Acupuncture. NIH Consensus Statement. 1997；15：1-34.
5) Ahn AC. Acupuncture. UpToDate®. Last updated Oct 27, 2020.
6) Cheng K, Law A, Guo M, et al. Acupuncture for acute hordeolum. Cochrane Database Syst Rev. 2017；2：CD011075.

〈山下 仁〉

Q14 鍼灸治療にエビデンスはあるんですか？

A14 ランダム化比較試験（RCT）による検証が進み，特に慢性疼痛に対する有効性については比較的頑強なエビデンスが蓄積されてきていますが[1]，鍼灸独自の研究方法論的な課題もあります．

鍼灸のエビデンスは，基本的には薬剤の臨床試験の手法を導入してRCTによって検証されています．日本では世界に先駆けて鍼のRCTが1960年代から実施されていましたが，1990年代以降は欧米が主導となっています[2]．数だけでいえば，2021年現在PubMedに収載されている鍼治療のRCT論文は2,000編を超えていますが，多くは質的な問題をかかえています．それでも2000年以降はトップジャーナルに掲載されるRCT論文も増えてきましたし，表13-1 に示したように（→ Q13）RCTのシステマティック・レビューおよびメタアナリシスで鍼灸に肯定的な結論が得られている症状・疾患もみられるようになりました．

鍼灸のRCTにおいて「プラセボ効果を超えて有効か」ということを検証するためには，**対照群として偽鍼（sham needling）群**が設定されます[3]．偽鍼は，浅く刺したり，刺すべき経穴の位置をずらしたり，伸縮型の刺さらない偽鍼を用いたりとさまざまな工夫がなされてきましたが，欧米のRCTでは，正しくない経穴に伸縮型の偽鍼を刺入したフリをする手法が最も多く行われてきました 図14-1 ．

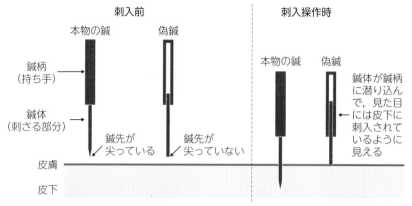

図 14-1 伸縮型の偽鍼の仕組み

(山下仁．鍼灸の臨床試験における特殊な事情．In: 速修現代臨床鍼灸学エッセンス．神奈川：錦房；2020. p.15-21[4] より)

しかし，RCT における偽鍼対照群には方法論的な問題があります．薬剤の RCT における対照群のプラセボは薬理学的に不活性ですが，偽鍼あるいは偽の経穴は実際に皮膚を刺激しているので生理学的には完全な不活性ではありません．したがって，偽鍼および偽経穴を対照群とした RCT では，「本物」の鍼の群との差が検出しにくいのです[4]．**鍼灸の RCT 論文を読むときは，どのような対照群と比較したのか注意しながら結果を解釈する必要があります．**

近年はこのような RCT を行っても現実の医療での臨床応用性を検討することができないとして，実用的臨床試験（pragmatic clinical trial）のデザインによる RCT も増えてきました．これは，対照群として通常の医療（薬物療法，物理療法，生活指導など）を行う群を設定して比較することにより，今やっている医療よりも総合的に患者が楽になれるかどうかを検討するものです．今後は，何を知りたいか（鍼灸の特異的効果か，総合的なケア効果か）によって上記の２つの臨床試験デザインを使い分けながら知見が示されるようになると思われます．

なお，**灸治療**は，**表 13-1** に示したように（→ Q13）骨盤位妊娠（逆子）の矯正についてコクラン・レビューで比較的肯定的な結論が記載されています．その他の疾患や症状については**鍼治療ほど多くの RCT が実施されていないのが現状です**．しかし，国内では冷え症，月経に関連する諸症状，肩こり，睡眠障害などを有する人たちが，セルフケアとして灸関連商品を利用する頻度が増えているようです．これらの諸症状をはじめとして，より質の高い実用的臨床試験が行われることが期

待されます.

◆ 文献 ◆
1) Vickers AJ, Vertosick EA, Lewith G, et al. Acupuncture for chronic pain: update of an individual patient data meta-analysis. J Pain. 2018; 19: 455-74.
2) Tsukayama H, Yamashita H. Systematic review of clinical trials on acupuncture in the Japanese literature. Clin Acupunct Orient Med. 2002; 3: 105-13.
3) 山下仁, 津嘉山洋. 鍼灸の臨床試験. 医学のあゆみ. 2002; 203: 503-7.
4) 山下仁. 鍼灸の臨床試験における特殊な事情. In:速修現代臨床鍼灸学エッセンス. 神奈川:錦房; 2020. p.15-21.

〈山下 仁〉

Q15 鍼灸治療の効果発現のメカニズムを教えてください.

A15 ポリモーダル受容器の感作部位であるツボが, 刺激されて興奮することにより効果が生じると考えられています.

　鍼灸治療では, 刺激部位としてツボとよばれる圧痛点などの反応点に治療を行うことが多いです. ツボはポリモーダル受容器の感作部位であると考えられ, ツボへの刺激がポリモーダル受容器を興奮させ, 効果をもたらすものと考えられます. 特に鍼を体内に刺入したときの神経活動を観察すると, 鍼刺入時には一過性に $A\delta$ 線維が興奮し, その後 $A\beta$ 線維が興奮します. また, 得気[*1]とよばれる鍼特有の重だるい感覚が生じたときには C 線維の活動も認められることがわかっています. 以上のことから, 鍼灸治療の入力はポリモーダル受容器などの末梢受容器を興奮させ, $A\beta$ 線維, $A\delta$ 線維, C 線維それぞれの神経を賦活することにより起こるものと考えられています.

　一方, 入力された刺激は, 末梢・脊髄・脳の3レベルで効果を発現します (Q16 図16-1 も参照).

　末梢レベルでは刺激を行った局所において, 筋紡錘や腱紡錘（$A\beta$ 線維）などを介した筋緊張緩和や C 線維を介した軸索反射による血流の改善, さらには鍼灸刺激により微小損傷した組織から放出された ATP が関与するアデノシン A1 受容体を介した鎮痛や, 炎症細胞から放出されたオピオイドを介したオピオイド鎮痛など

JCOPY 498-06932

が報告されています.

　また，脊髄レベルでは刺激を加えた分節レベルに応じて，脊髄分節性の鎮痛を生じたり，体性 – 内臓反射を介して各臓器の機能を調節することが報告されています.

　さらに脳レベルでは脳の支配エリアの大きい，四肢や顔面部を中心に，Aδ線維やC線維が興奮すると下行性抑制系や広汎性侵害抑制調節（diffuse noxious inhibitory controls：DNIC）などの鎮痛機構を賦活させ，脊髄後角にセロトニンやノルアドレナリンを放出したり，内因性オピオイド物質を放出することで痛みを抑制することが知られています. また，体性 – 自律神経反射を介して各臓器の機能を調節することや，NK活性やサイトカイン産生に影響を及ぼすなど，自律神経系や免疫系にも作用することが明らかとなっています. 一方，鎮痛時に誘発される内因性オピオイド物質は抗ストレス作用や免疫系に影響を及ぼすほか，脳内物質としてセロトニン，ドーパミン，ノルアドレナリン，オキシトシンが脳内で放出されることで，やる気や気分，さらには運動機能などを調整することも報告されています.

　これらのことから鍼灸治療には，痛みの治療に加えて，消化器機能や循環器機能の調節，さらには睡眠状態やうつ気分の改善などのリラクセーション作用などさまざまな効果が期待できるのです.

　注）＊1 鍼治療を受けたときの特殊な感覚

◆ 文献 ◆
1) 川喜田健司. 鍼灸刺激による鎮痛発現の機序―ポリモーダル受容器から脳内オピオイドまで. 医学のあゆみ. 2002; 203: 455-8.
2) 伊藤和憲, 内藤由規, 佐原俊作, 他. 鍼灸刺激による脳内物質の変化から神経内科領域の可能性を探る. 神経内科. 2013; 78: 543-9.
3) Johnsto MF, Ortiz Sánchex E, Vujanovic NL, et al. Acupuncture may stimulate anticancer immunity via activation of natural killer cells. Evid Based Complemental Alternat Med. 2011; 2011: 481625.
4) Kawakita K, Gotoh K. Role of polymodal receptors in the acupuncture-mediated endogenous pain inhibitory systems. Prog Brain Res. 1996; 113: 507-23.

〈伊藤和憲〉

なぜ鍼灸治療で痛みが改善するのでしょう？

A16 鍼灸による局所刺激が，鎮痛系への作用，筋緊張緩和，血流改善などを促して痛みを抑制することが報告されています．

鍼灸治療ではポリモーダル受容器を介してさまざまな鎮痛機構を賦活することが知られています（→ Q15）．

疼痛局所への鍼灸刺激でＡβ線維が活性化すれば，**ゲートコントロール説**に代表される脊髄分節性の鎮痛が起こる可能性があります．また，**脊髄においてはエンケファリンなどの内因性オピオイドや抑制性の介在ニューロンによる鎮痛**も報告されており，局所の痛みを軽減させてくれる可能性があります．一方，疼痛局所に炎症などが認められると組織の修復のためにリンパ球やマクロファージなどのオピオイド含有免疫細胞が集まりますが，そのような状況下で**鍼灸刺激が加わると，免疫細胞はオピオイドを放出し，末梢に存在するオピオイド受容体と結合することで末梢性の鎮痛を引き起こすことが知られています**．さらに，最近では鍼を刺入することで起こる微小組織損傷により放出された**アデノシン**が，アデノシンA1受容体を介して鎮痛を起こすとの報告もあります．他方，鎮痛系以外にもＣ線維が活性化すると軸索反射が起こることで神経性炎症を引き起こします．神経性炎症は血管の拡張を引き起こすことから，局所の血流改善につながり，局所に蓄積した発痛物質を除去することで痛みの軽減に関与しているものと思われます．また，鎮痛系以外にも筋紡錘や腱紡錘を介したＩa，Ｉb抑制が筋緊張を緩和させると，血流が改善することで発痛物質を除去させる可能性もあります．このように疼痛局所の鍼灸治療では，鎮痛系や筋緊張緩和や血流改善を促すことで痛みを抑制することが報告されているのです．

一方，四肢のような疼痛局所から離れた遠隔部に鍼灸刺激を行うことは，脊髄後角を経由して延髄大縫線核や中脳水道周囲灰白質，橋青斑核などを興奮させ，下行性疼痛抑制系などの中枢性の鎮痛機構が賦活されることが知られています．これらの鎮痛機構には内因性オピオイド物質が関与していることが知られており，**鍼通電における刺激周波数により2Hzではβエンドロフィン，2/15Hzではエンケファリン，100Hzではダイノルフィンといったように，刺激頻度により異なる物質が**

JCOPY 498-06932

誘発されることが報告されています. また, これらの物質は下垂体などから血中や脳脊髄液中にも放出されることから, 全身性で持続性の長い鎮痛効果を有することも知られています. さらに, 下行性疼痛抑制系以外にも, 広汎性侵害抑制調節(diffuse noxious inhibitory controls: DNIC)やストレス鎮痛など他の鎮痛システムを賦活することも報告されています. 他方, 痛みは交感神経活動の亢進で増強することから, 体性自律神経反射を介して交感神経活動を抑制したり, 脳内のセロトニン, ノルアドレナリン, ドーパミンなど神経伝達物質を調整することで痛みだけでなく, 気分なども調整することが報告されています. また, 小児はりのような皮膚への擦過刺激は, 疼痛局所以外の部位でも皮膚のケラチノサイトを刺激し, NO を介してβエンドルフィンが放出されることも報告されています. このように遠隔部への鍼灸刺激は, 脳を介して鎮痛系や自律神経系を賦活させることで痛みを抑制することが報告されています **図 16-1**.

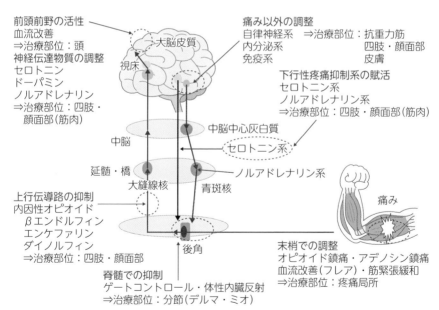

図 16-1　鍼灸治効機序の模式図

鍼治療における治効機序を整理したものである. 末梢, 脊髄, 脳(下行性疼痛抑制系, 上行性抑制, 痛み以外の調整, 神経伝達物質の調整, 前頭前野の活性)のどの部位を調整するかにより, 治効機序が異なることがわかる.

◆ 文献 ◆

1) Chen XH, Han JS. Analgesia induced by electroacupuncture of different frequencies is mediated by different types of opioid receptors: another cross-tolerance study. Behav Brain Res. 1992; 47: 142-9.
2) Taguchi R, Taguchi T, Kitakoji H. Involvement of peripheral opioid receptors in electroacupuncture analgesia for carrageenan-induced hyperalgesia. Brain Res. 2010; 1355: 97-103.
3) Goldman N, Chen M, Fujita T, et al. Adenosine A1 receptors mediate local anti-nociceptive effects of acupuncture. Nature Neuroscience. 2010; 13: 883-9.

〈伊藤和憲〉

Q 17　鍼治療の副作用にはどんなものがありますか?

A17
鍼治療の副作用には, ① 皮下出血・血腫, ② 体調不良, ③ 抜鍼後の痛み, ④ 刺入時・刺鍼中の痛み, ⑤ 出血, ⑥ 症状の悪化, ⑦ 刺鍼部の瘙痒感や発赤あるいは膨隆などがあります.

　鍼灸治療における副作用とは, 施術者が注意してもある一定頻度で発生する, 患者にとって好ましくない生体反応をいいます[1]. 上記のようなものがありますが, これらはいずれも軽症でかつ一過性であり, また, **皮下出血を除き, それらの頻度は 1%未満と高くありません**[2,3].

① 皮下出血・血腫のほとんどは 1cm 未満のもので, 通常, 1 週間から 2 週間程度で消失します. ただし, 顔面部の皮下出血は, 患者とのトラブルになりやすいので, 丁寧なインフォームド・コンセントが重要です[2].

② 体調不良には, 疲労感, 眠気, めまい, 吐気, 失神 (血管迷走神経反射) などがあります. これらの多くは刺激過多により生じ, 初診時や刺激に過敏な患者に発生しやすいとされます.

③, ④ 刺鍼に伴う痛みは, 完全に防ぐことはできませんが, 刺鍼前後に刺鍼部を十分に揉むことでこれを軽減することができます. これを揉撚法といいます.

⑤ 出血の多くは点状出血であり, 1 分以内で止血できるものがほとんどです. ただし, 出血傾向のある患者の施術は, 施術の可否も含めて注意が必要です[2].

⑥ 症状の悪化の半数は, 痛みに関するものです. 鍼灸は, 生体に適度な侵害刺激を与えることにより内因性鎮痛機構を賦活し痛みを緩和しますが, 過剰な刺

激はかえって痛みの悪化を招きます.

なお, 鍼灸治療の副作用は, ⑦ 刺鍼部の瘙痒感や発赤あるいは膨隆も含めて, 個人差があります.

鍼治療では, 必要に応じて, 刺入した鍼を上下に動かしたり (雀啄術), 左右に半回転 (旋撚術) あるいは一方向に回転 (回旋術) させたりして刺激量を調節します. しかし, これが過剰になると上記のような副作用の発生率が高くなります. 副作用を完全に防ぐことはできませんが, 刺激量を調節することにより, その発生率を抑えることができます.

◆ 文献 ◆

1) 坂本歩, 監修, 全日本鍼灸学会学術研究部安全性委員会, 編. 鍼灸安全対策ガイドライン 2020年版. 東京: 医歯薬出版; 2020. p.1.
2) Furuse N, Shinbara H, Uehara A, et al. A multicenter prospective survey of adverse events associated with acupuncture and moxibustion in Japan. Med Acupunct. 2017; 29: 155-62.
3) 新原寿志, 小笠原千絵, 早間しのぶ, 他. 鍼灸臨床における有害事象に関するアンケート調査 国内の開業鍼灸院を対象として. 全日鍼灸会誌. 2012; 62: 315-25.

〈新原寿志〉

Q18 灸治療の副作用にはどんなものがありますか?

A18 熱傷, 「灸あたり」がみられることがあります.

灸治療には, モグサを皮膚の上で燃焼させ, 直接, 熱刺激を与える直接灸と, 間接的に温熱刺激を与える間接灸とがあります (→ Q57). 直接灸では, 多くの場合, 熱傷を伴いますので, 事前のインフォームド・コンセントが欠かせません. また, 直接灸は刺激量が大きいため, いわゆる「灸あたり」とよばれる副作用がみられることがあります. **「灸あたり」とは, 灸治療後にみられる, 全身倦怠感, 疲労感, 脱力感, 頭重, めまい, 食欲不振, 悪寒, 発熱 (微熱), 失神 (血管迷走神経反射) などを言います**[1-3]. 近年では, 美容上の問題もあり, 直接灸を行う機会は非常に少なくなりました.

現在は, 熱傷を伴わない間接灸, 特に温筒灸が主流です. しかしながら, 温筒灸

には刺激温度の高いものから低いものまで販売されています．皮膚の強さには個人差がありますので，患者によっては熱傷（Ⅰ度熱傷または浅達性Ⅱ度熱傷）や灸あたりが生じることがあります[2]．また，複数の部位に同時にお灸をすえたり，同一点に繰り返しお灸をすえたりすると，相対的に刺激過多となり，熱傷や灸あたりの危険性が高くなります．特に，初診時や刺激に過敏な患者では注意が必要です．また，患者（特に高齢者）のなかには，「熱いお灸ほどよく効く」として熱感を我慢し，結果，熱傷や灸あたりを生じる場合があります．灸治療をする場合には，事前に，患者へ我慢しないよう伝えておくことが大切です．

　お灸をすえると血行がよくなり痒みが生じる場合があります．熱傷の場合もそうですが，爪で掻いたために創傷が生じ，場合によっては化膿する場合もあります．**治療後には，お灸をすえた部位を掻かないで清潔を保つよう伝えることが大切です．**

◆ 文献 ◆
1）森和，西條一止，編．鍼灸医学大辞典．東京：医歯薬出版；2012. p.126-7.
2）Furuse N, Shinbara H, Uehara A, et al. A multicenter prospective survey of adverse events associated with acupuncture and moxibustion in Japan. Med Acupunct. 2017; 29: 155-62.
3）新原寿志，小笠原千絵，早間しのぶ，他．鍼灸臨床における有害事象に関するアンケート調査　国内の開業鍼灸院を対象として．全日鍼灸会誌．2012; 62: 315-25.

〈新原寿志〉

JCOPY 498-06932

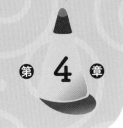

第4章　鍼灸診療の多様性

Q19　小児にも鍼灸治療を行いますか?

A19　はい，行います.

　一般的に，鍼灸治療の適応は生後1カ月の赤ちゃん（健診が終わり，外出できるようになったぐらい）から，といわれています. ただ小児には，大人のように，皮膚を貫く鍼（毫鍼）は用いず，「小児はり」とよばれる特殊な鍼を用いることが多いです図 19-1.

　「小児はり」は，小児の健康増進や健康管理を目的として，主に病気の予防として行われる鍼灸施術です.「接触鍼」といわれる種類の技法を用いて，皮膚に鍼を刺入することなく，「なでる・さする・チョンと当てて離す・トントン……とリズミカルに接触する」などのさまざまな方法で皮膚を心地よく刺激します. 刺激量は

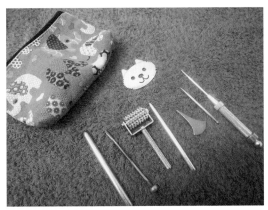

図 19-1　小児はりの一例

とても軽微なもので，施術者が小児の皮膚に触れている時間は0歳の赤ちゃんで1分以内，小学生でも5分以内で全身を施術し終えます．

　小児はりの起源は，鍼灸自体の発祥である中国ではなく，日本の関西地方だともいわれています．大阪には**針中野**という地名がありますが，これは，この地方で平安時代からつづく中野鍼灸院を由来にしてつけられた名前です．明治時代には，第41代目の当主が，医師免許を取得し西洋医学を取り入れつつ独自の鍼法を築いたそうです．当時の近畿圏の人々は，「中野のはり参り」として，時には1日500人を超える人数が小児はりを受けるために中野鍼灸院を訪れたようです．屋敷内には，遠方からの皆さんが宿泊できる施設も用意されていたというのがすごいですよね．大正時代に，41代目の当主が，大阪鉄道（現近鉄南大阪線）の開通に尽力され，そのお礼として，鉄道の開通時に最寄りの駅名が「針中野」になったというわけなんですね．

　中国では，もともと小児にも大人と同じように鍼を刺して治療していたようですが，日本は，特殊な形状の鍼（古代九鍼（→ Q49）から徐々に派生していった）を用いて，刺さずに施術するように発展してきました．ただしこのやり方は，師匠から弟子へ，主に口伝で伝えられたため，ほとんど詳しい文献は残っていません．現在，「小児はり」の流派は，有名なものとして「大師流小児はりの会」というものがあげられます．こちらは，鋼を素材とした，三稜針という鋭利な鍼を用いながら，まるで羽毛で撫でられているような心地よい刺激を与えることを特徴としており，日本国内のみならず，アメリカ，ドイツ，オーストリアなどの海外諸国からも，「大師流小児はりを学びたい」という声が聞かれるほどです．

　もちろん，大師流小児はりの他にも，いろいろな形状の鍼があり，いろいろな接触鍼の技法がありますが，そのどれもが，子どもが「気持ちいい」「もっとやってほしい」「またここに来て，小児はりを受けたい」と思うようなものです．

　小児に対しては，灸施術も行います．

　灸の適応となる皮膚は，湿り気があること，ほかの部位よりも冷えていること，色がくすんでいること，ほかの部位よりも力がなくたるんでいること，などのような特徴があります．

　赤ちゃんや，よく動くお子さんなどには，線香灸（線香を，体表から3〜4cm離したところに近づけて，特定のツボを3〜5カ所ほど刺激する）や棒灸（モグサを棒状にしたものを燃やし，安全キャップをつけた状態で，体表から少し離して温める）を用います（→ Q57）．

JCOPY 498-06932

大人のようにじっとしていられるお子さんには，台座灸（底面にシールをつけたお灸に点火して，皮膚に直接載せる）や，点灸（灸点紙とよばれるシールを皮膚に貼り，その上から施灸することで熱さを調節する）を用いることもあります．

小児への鍼灸治療は，小児自身の皮膚から体性—自律反射を引き起こし，自律神経のバランスを整えることで発育にも良い影響を与えますが，なによりも皮膚を心地よく刺激されることでC線維を活性化させ，小児の健やかなこころと体づくりを助けることができます．また同時に，保護者の育児のお悩みや不安をしっかりと時間をかけて聴くことで，保護者に寄り添い，育児への自信を回復させ，適切な時期に医療機関を受診することを推奨できるような役割も兼ね備えています．

〈長崎絵美〉

Q20 小児に効果の高い鍼灸治療にはどんなものがありますか？

A20 夜泣き，アトピー性皮膚炎，かんしゃく，不登校などさまざまな疾患・症状に用いられます．

小児の年齢別に分けて書いていきます．

0〜1歳頃

夜泣き，昼寝時間が短い，寝ぐずり，乳吐き，便秘，皮膚の乾燥，アトピー性皮膚炎など．

この頃は，主に睡眠関連と，皮膚のお悩み関連で来院される方が多いです．小児はりをすると，帰り道にはもうぐっすりと眠り，いつもは抱っこ紐からお布団におろすとすぐに起きて泣く子が，そのまま2時間もぐっすり眠り続けた，という報告や，少しの物音でも起きていた敏感な赤ちゃんが，夜も続けて5時間ぐらい眠るようになった，などの嬉しい声がよせられます．特に夜泣きに関しては，鍼灸師の中村真理先生が，ご自身の論文「夜泣き児83例に対する小児はりきゅう治療の効果」【→QRコード】の中で，小児はりが小児に対して有効であったと述べています．また，皮膚の乾燥や痒みは，ステロイド治療に不安を持つ保護者も多く，小児はりで「自然に」治したいという想いをもつ保護者も少なくはありま

せん．しかしわたしは，ステロイドは医師の指示どおりに使えばとても良い薬であることを繰り返しお伝えし，必要なときは必ず皮膚科を受診するように勧めながら，同時にアレルギー体質に対してのアプローチを進めていきます．皮膚は，心地よく接触鍼をすることでバリア機能が高まり，乾燥が軽減することが知られています．皮膚に赤みや痒みがあった赤ちゃんも，お薬と併用することで，らくに，見た目もきれいになりながら，お薬を使う機会を自然と減らしていけます．

2〜6歳頃

かんしゃく，イヤイヤ期がつらい，人を殴る，人にかみつく，物を投げる，奇声を上げる，チック，食が細い，アレルギー性鼻炎，中耳炎，手足口病やRSウイルスなど種々の風邪症状，ぜんそく，皮膚の乾燥，アトピー性皮膚炎，発達についての不安など．

　この年代になると，自我が発現し，他人との関わりが増える分，大人からすると「言うことをきかない」「わがまま」「すぐ泣きわめくのでイライラする」といったような育児ストレスが聞かれます．親も怒りたいわけではないのに，毎日怒鳴ってしまって，自己嫌悪に陥っています．小児はりでお子さんの皮膚に心地よくアプローチすることで，オキシトシンを分泌させ，情緒を安定させるとされます．

小学生以降

チック，かんしゃく（暴力や暴言），夜尿症，近視，発達の不安，頭痛，肩こり，生理痛，不登校，起立性調節障害，ぜんそく，皮膚の乾燥，アトピー性皮膚炎など．

　小学生からは，子どもによっては鍼を刺して施術することもあります．恐怖心が強い場合はもちろん接触鍼で施術します．この時期の小児施術で特に心がけていることは，その症状が出ていることで，親を含む周囲から叱責されたり，自分で失敗を強く感じることによる子ども自身の「自己肯定感の低下を防ぐこと」にあると思います．施術時は，保護者からだけではなく必ず子ども自身からも聞き取りを行い，場合によっては親と離して，素直な想いを語ってもらうこともあります．

　また治療の際は，親へのアプローチも大切になります．保護者としての不安や悩みを共感し，ときには療育機関を紹介することもあります．

〈長崎絵美〉

JCOPY 498-06932

Q 21 妊婦に鍼灸を行っても問題ないでしょうか？

A21 | 問題ありません．ただし，「注意すべき点」があります．

　妊娠中はさまざまな刺激に対してデリケートな時期ですから鍼灸に対して不安を感じても当然のことと思います．でも大丈夫です．妊娠中に鍼灸を行っても安全だということは複数の論文でも明らかにされています．

　具体的には**妊娠中に鍼灸を行っても妊娠時のリスクを増加させることはなく，流産や陣痛を誘発しないことがわかっています**[1]．

　また妊娠中に鍼を行った論文105件を精査したところ，25件の論文で有害事象の報告がありました．全体の1.3％で鍼を刺すときの痛み，倦怠感，だるさなどの報告がありましたがそれ以上の有害事象の報告はありませんでした[2]．

　このような軽度な有害事象は通常の施術でも起こりうる範囲ですので妊婦さんに特別起こりやすいものではありません．

　妊娠中の鍼灸についてみなさまの不安を解消できるようにもう少し詳しく考えてみたいと思います．

【注意すべき点】

　安全とはいえ妊婦さんが過度に緊張するような刺激方法は避けるべきだと考えます．妊婦さんが過去に鍼灸の経験があり刺激に慣れていれば心配ありませんが，初めて施術を受ける場合は注意が必要です．特に些細な刺激に対して過剰に反応する人や以前に迷走神経反射を起こしたことがある人は術中・術後に体調を崩しやすいので予め問診の際に確認して，十分に説明することが大切です．不安が解消されない場合は鍼を刺入せずに刺激できる接触鍼（→ Q52）などの方法に切り替えて施術を試みることも有効です．

　妊娠後期になると仰臥位低血圧症候群の心配がありますので施術の体位にも注意が必要です．また妊娠高血圧症候群の傾向を把握するため母子手帳の確認を行い，施術前にバイタルサインをチェックすることも重要です．もし血圧に異常があればすぐにかかりつけの産婦人科に受診を勧める必要があります．

医療機関から鍼灸院を紹介される場合には，妊娠・出産の仕組みを理解し普段から近隣の出産可能な施設と情報共有できている鍼灸院であれば安心してお任せできると思います．

◆ 文献 ◆

1) Carr DJ, The safety of obstetric acupuncture: forbidden points revisited. Acupunct Med. 2015；33：413-9.
2) Park J, Sohn Y, White AR, et al. The safety of acupuncture during pregnancy: a systematic review. Acupunct Med. 2014；32：257-66.

〈木津正義〉

Q22 不妊治療に鍼灸治療がよいと聞いたことがありますが，本当でしょうか？

A22 不妊治療に鍼灸が役立つこともあります．

不妊の原因はさまざまです．女性に原因があることもあれば男性に原因がある場合もありますし，両方という場合も少なくありません．鍼治療は魔法ではありませんので妊娠を100％保証するものではありませんが，不妊の原因によっては妊娠しやすい体作りのお手伝いとしてとても役に立つといえます．

妊娠・出産に必要なこと

妊娠・出産に至るためには，
① 質の良い卵子，精子が存在すること
② 体内もしくは体外で受精できること
③ 着床から出産まで発育できる子宮の環境があること
④ 自然，もしくは帝王切開による分娩の成功

これらの条件を満たす必要があります．鍼灸は特に ① と ③ に影響することで妊娠しやすいお手伝いに寄与しているものと考えています．

以下に鍼と妊娠率に関する論文を紹介します．

体外受精の際に鍼治療を補助的に行うことで妊娠率が向上するというシステマ

JCOPY 498-06932

ティックレビューがいくつか報告されています.

　鍼を補助的に行った群と鍼を行っていない群を比較すると妊娠率の増加（リスク比［RR］1.32, 95% 信用区間［CI］1.07-1.62），生産率の増加（［RR］1.30, 95%［CI］1.00-1.68），流産の低下（［RR］1.43, 95%［CI］1.03-1.98）を有意に認めました. 特に，難治例の女性では著しい効果が示唆されました[1]．また，別のシステマティックレビューでは鍼を行った群は受けていない群と比較すると有意に妊娠率が上昇し（［RR］＝ 1.84, 95%［CI］1.62-2.10），特に多嚢胞性卵巣症候群や排卵障害がある患者は鍼を行うことで顕著に妊娠率が高くなったと報告されています[2]．

　鍼灸が男性の生殖器系に及ぼす影響としては精子の運動率の向上や精子濃度の向上が期待されています. 運動率に関しては鍼刺激が前立腺の機能に影響を与えた結果，精漿成分が変化し精子の運動率が向上したとする研究があります[3]．

鍼灸を行うとなぜよいのか

　鍼灸の刺激は体性刺激です. 刺激が入力されると体はさまざまな反応を起こしますが，その反応の中でも鍼の効果は自律神経を介して起こる反射が深く関係していると考えられています. 自律神経はさまざまな臓器や血管に分布していますので子宮や卵巣，精巣や前立腺などの生殖器系の血流や運動に影響を及ぼしていると考えられています. 具体的な施術方法としては緊張を解すような軽微な全身への刺激が多く用いられますが必要に応じて骨盤周囲への刺激方法を工夫して子宮や卵巣（精巣や前立腺）の血流改善を目指します.

不妊と鍼灸

　当院で不妊の患者さんにまずお話させていただく大切なことは「妊娠がゴールではない」ということです. 不妊治療を頑張っている皆さんは赤ちゃんが欲しい一心でストレスが多い治療にも耐えています. 確かに妊娠しなければその先はありませんが，そのままだと無事に出産にたどり着かなければ今の努力は意味がなくなってしまいます. しかし果たして本当に意味がないのでしょうか. そこで原点に立ち返りなぜ赤ちゃんが欲しいのかもう一度振り返ってみることが大切です. なぜ「赤ちゃんが欲しい」のか，それは自然発生的で理由などないかもしれません. でも共通していえることは「幸せになりたい」という想いではないでしょうか. 人それぞれ「幸せ」の形はさまざまです. 視点を変えることができれば夫婦 2 人でも幸せな時間を過ごすことは可能です. 不妊治療に熱心に取り組んでいる最中に「赤ちゃんがいな

くても幸せになれますよ」といっても全く心に響かないでしょう．視点を変えるには時間が必要かもしれません．自分1人でその時間を作ることは大変難しく孤独な作業になってしまいます．**鍼灸師は患者さんと悩みを共有して今よりもベターな方向へ共に歩んで行けるもう1人のパートナーになりうる存在だと思います**．多くの場合鍼灸の施術中は術者とゆっくり会話することが可能ですので妊娠しやすい体づくりのために体調管理のセルフケアを指導しながら少しずつ幸せのカタチを見つけていくことが必要だと感じています．

◆ 文献 ◆

1) Smitn CA, Armour M, Shewamene Z, et al. Acupuncture performed around the time of embryo transfer: a systematic review and meta-analysis. Reproductive Biomedicine. 2019；38：364-79.
2) Yun L, Liqun W, Shuqi Y, et al. Acupuncture for infertile women without undergoing assisted reproductive techniques（ART）: A systematic review and meta-analysis. Medicine. 2019；98：e16463.
3) 伊佐治景悠，邵仁哲，林知也，他．仙骨部骨膜への鍼刺激による精子運動率の上昇効果―精漿成分を指標とした生化学的検討．明治国際医療大学誌．2017；18：17-25,

〈木津正義〉

Q23 逆子に鍼灸治療がよいと聞いたことがありますが，本当でしょうか？

A23 | 逆子に関する深い理解がある鍼灸師であれば，有効な鍼灸治療を提供することができます．

まず，Q21の回答でお伝えしたように妊婦さんへの鍼灸は安全です．逆子に対する施術でのリスクは管理できる範囲ですのでご安心ください．

次に**逆子に対する鍼灸のシステマティックレビューを紹介します**．2009年に報告されたメタ分析ではお灸を行った群の改善率が灸を行っていない群と比較して有意に高くなりました（RR 1.35, 95% CI 1.20-1.51）[1]．

コクランの報告ではサンプルサイズが小さく研究の質にバラツキがあるため注意して解釈する必要があると書かれていますがお灸の施術は骨盤位の改善に有効かもしれないとしています[2]．お灸の有害事象は不快な臭い，吐き気，および子宮収縮による腹痛が含まれていましたが重大な有害事象はありませんでした．

◆ 文献 ◆

1) Li X, Hu J, Wang X, et al. Moxibustion and other acupuncture point stimulation methods to treat breech presentation: a systematic review of clinical trials. Chin Med. 2009; 4: 4.

2) Cochrane. https://www.cochrane.org/CD003928/PREG_cephalic-version-by-moxibustion-for-breech-presentation

〈木津正義〉

Q24

SNS でタレントが顔面部の鍼を受けている画像をよく見かけますが，どのような効果があるのでしょうか？

A24

美容を目的に顔面部へ鍼をすることを「美容鍼」といいます．

地域によって「びようはり」「びようばり」「びようしん」とよばれます．美容鍼が世界的に注目をされるようになったのは今から 15 年ほど前のアメリカで，ハリウッド女優たちが新しい美容法としてウェブメディアなどで世界に向けて情報を発信したことがきっかけといわれています．その情報は日本にまで届き，美容鍼を取り入れる鍼灸院が少しずつ増加し，2006 年に医道の日本社が「臨時増刊 美容と鍼灸」を発刊した頃を皮切りに，現在に至るまで急速な発展を遂げています．

インターネット検索数の傾向を調べることができる Google トレンドによると，美容鍼が一般消費者に認知されインターネットで検索され始めたのは，2007 年頃のことです．その後の検索数は数年間微増が続いていましたが，2015 年頃を境にメディアや SNS での露出が増え，2020 年まで右肩上がりに伸び続けています．今現在では，都心を中心に美容鍼を専門とした鍼灸院が増加し，またはり師養成施設では何らかの形で美容鍼を教育として取り入れており，美容を専門とした鍼灸師を目指す者も増えています．また，近年では，美容鍼を導入する美容クリニック・美容皮膚科が増えてきていることも 1 つのトピックとしてあげられます．美容鍼は施術時のビジュアル面でのインパクトから，芸能人の SNS やマスメディアでも取り上げられることが多く，今まで鍼灸に興味を持たなかった人々からも支持を集め，鍼灸の新たな成長分野として大きく期待されています．

美容鍼は，主には顔に鍼を刺す技術を指しますが，鍼を刺さない技術も存在します．また全身の鍼灸施術を含めるものから顔面部に限定した施術まで存在し，エス

テティックのフェイシャルトリートメントなどを複合させたもの，吸玉（カッピング），カッサ，鍼通電治療機器（パルス），アロマテラピー，その他エクササイズやファスティングなどの指導を取り入れるなど，そのメソッドや提供方法は多岐にわたります．

美容鍼の主な作用機序は，皮膚の創傷治癒作用，筋肉への作用，全身鍼灸治療による作用ですが，その3つの作用に基づき，顔のたるみ，しわ，目の下のくま，肌荒れ，浮腫みなどさまざまな症状に適用をもちます．美容鍼は安全性に優れた美容法ですが，筋肉まで鍼を刺すという性質上，内出血の発現リスクとそのマネジメントには特に注意を要します．

〈岡本真理　川畑充弘〉

Q 25 美容鍼について教えてください．

A25 主に3つの作用機序から顔のたるみなどに対応します．皮下出血（内出血）などの副作用があります．

1) 美容鍼の作用機序は主に3つあげられます

皮膚の創傷治療の作用

直径 0.12 〜 0.20 mm の極細の鍼によって，皮膚に微細な傷を与えることで皮膚が自己修復する過程で細胞増殖因子，線維芽細胞[*1]の活性化，エラスチンやコラーゲンの生成促進によりさまざまな肌トラブルを改善します．また，皮膚の創傷治癒を得るためには刺鍼箇所が多いほど効果的だと考えられています．

筋肉への作用

筋肉への鍼刺激は交感神経を抑制し，筋緊張を緩和し，感覚神経末端からカルシトニン遺伝子関連ペプチド（CGRP）が放出されることで，筋肉の血管を拡張します．また，筋肉への鍼刺激による代表的な作用機序の1つである体性自律反射により，筋肉の血流が増大すると考えられています．顔の筋肉の血流改善は，酸素や栄養素の運びを円滑にし，筋肉や肌細胞の老化防止につながります．

JCOPY 498-06932

全身鍼灸治療による作用

　美容鍼は顔に鍼をするだけでなく，全身鍼灸治療と組み合わせることで美容の効果を相乗的に高めることができます．例えば，首肩の凝りを改善することで顔をたるみにくくすること，自律神経の乱れや睡眠不足による目の下のくまを改善すること，また，ホルモンバランスの乱れからくるニキビ肌を改善するなどがあります．

2）美容鍼を求めて来院するクライアントの悩みで最も多いのは，顔のたるみです

　次に，ほうれい線やその他のシワ，目の下のくま，肌荒れ，顔の浮腫みなどがあげられます．実際に顔のたるみの改善は，美容鍼施術の直後に変化が見られるため，クライアントも効果を実感しやすくなっています．上記であげた症状以外にも，ニキビ，毛穴の開き，首のシワ，マリオネットライン，ゴルゴラインなどにも適用されます．

3）美容鍼による副作用で頻度が高いのが皮下出血（内出血）です

　毛細血管が所在する皮膚の真皮層より下，また筋肉や皮下組織へ刺鍼することで，鍼が血管に刺さることで起こります．最小1mm，最大20mmほどの大きさの内出血が刺鍼部に現れますが，ほとんどの場合3〜7日ほどで吸収されて消えます．**筆者らの調査では，17％の方に内出血が発現し，消失までの平均期間は6日間でした．**その他にもごく稀に赤みやかゆみなどのアレルギー様症状，痛みの残存感，刺鍼部位の色素沈着などが起こることがあります．

　注）＊1　結合組織を構成する代表的な細胞の1つ

◆ 文献 ◆

1）岡本真理，折橋梢恵，光永裕之，他．美容鍼総論　市場・種類・作用機序・安全性・美容医療との併用．美容皮膚医学Beauty. 2020; 3: 96-103.

〈岡本真理　川畑充弘〉

Q26

スポーツ選手が鍼灸治療を受けているとよく聞きますが，どんな治療をしているのでしょうか．

A26

スポーツ障害や外傷の治療はもちろん，ケガの予防やパフォーマンス向上目的の鍼灸治療も行われています．

　スポーツ選手に対する鍼灸治療は街中にある治療院はもちろんですが，トレーナーなどによってスポーツ現場でも広く行われています．プロ野球やJリーグなどのプロスポーツで活躍するトレーナーの多くが鍼灸の資格を有しています．また，日本代表チームのトレーナーやアメリカのメジャーリーグにも鍼灸の資格を持ったトレーナーが在籍しています．

　スポーツと鍼灸のつながりは意外と古く，鍼灸，特にお灸とアスリートの関係は昭和初期からあったことが記録として残っています[1]．**1936（昭和11）年のベルリンオリンピックでは脛にあるツボの足三里や腰にお灸をすることで疲労回復を図ったと記録されています．**

　鍼灸と聞くと「治療」のイメージが強いと思います．スポーツによって起こるケガには，骨折や脱臼，靭帯損傷などの**スポーツ外傷**と，スポーツ動作の繰り返しによって同一部位に微小な外力が加わり続けることによって起こる，シンスプリントや投球障害肩，腰椎椎間板ヘルニアなどといった**スポーツ障害**があります．スポーツ外傷の直後は鍼灸治療の適応となることは少ないですが，リハビリテーションの補助や，ケガによって起こった機能障害の改善を目的に施術することがあります．一方のスポーツ障害では，痛みを抑えることや原因部位の回復を早めること，ケガの原因となった機能障害の改善を目的に鍼灸治療を行います．治療方法はさまざまですが，痛みのある部位に直接鍼や灸を行ったり，原因となった動きに着目して関連のある関節や筋肉に対して治療を行うこともあります．

　スポーツ選手に対してはケガの**治療**だけでなく，ケガの**予防**や**パフォーマンス向上**にも鍼灸は効果を発揮します．日頃のトレーニングによる筋の疲労や全身の疲労，筋痛などが蓄積するといずれケガにつながります．これらのケガに至る前段階の症状も鍼灸治療の対象となるため，鍼灸はケガの予防に貢献することができます．また，便秘や不眠などさまざまな不定愁訴にも鍼灸は対応することができるため，コンディショニングに鍼灸を取り入れることはパフォーマンス向上にもつながりま

す.

スポーツ選手のさまざまなニーズに対応できるのは，スポーツにおける鍼灸の最大の強みです.

◆ 文献 ◆
1) 本間祥白. スポーツ鍼灸の実験的研究序論. 日鍼灸誌. 1960; 9: 48-55.

〈吉田行宏〉

Q27 緩和ケア領域における鍼灸治療を教えてください.

A27 鍼灸治療は患者の訴える心身のさまざまな苦痛への対応が可能です.

緩和ケアの対象はがん患者とそれ以外の患者に大別されますが，本書ではがん患者に対する鍼灸治療について述べます. がん患者に対する鍼灸治療の目的は，がん治療中の種々の愁訴に対する症状緩和の側面が大きいといえます. がん患者は通常治療だけでは苦痛の軽減や QOL 向上が十分に達成されないことを示唆する報告があります. このことを踏まえて，鍼灸師が緩和ケアとして何ができるかを分類すると以下のような項目をあげることができます.

① がんおよびその他の病態による痛みの緩和

② がん治療の副作用の緩和（嘔気，倦怠感，便秘など）

③ 長期臥床などによる筋骨格系の痛みや不快感の緩和（腰痛，肩こりなど）

④ その他の心身の諸症状の緩和（不眠，むくみ，不安など）

⑤ 施術そのものの心地よさ

⑥ 対話や傾聴

がん患者への鍼灸治療介入の時期については，薬物によるコントロールが可能な時期から回復の見込みがないと思われる時期まで，患者の訴える心身のさまざまな苦痛に鍼灸は対応可能です. 全身状態を考慮して安全管理を遵守しながら施術すれば，患者の満足度が上がることも少なくありません.

欧米のがん治療で有名な医療施設〔ダナ・ファーバーがん研究所（米国），ロイ

ヤル・マースデン NHS 財団トラスト（英国）〕では鍼治療を行うべきでないとする条件や基準が設けられている場合があり，好中球数 $500/\mu L$ 未満あるいは血小板数 $25,000/\mu L$ 未満とされています．また，リンパ浮腫またはその傾向がある四肢には，感染症リスクがあるため行わないことを推奨しています（ただし，行ってもリスクは同じとする文献もあるため将来推奨が変化する可能性もあります）．

　近年発表されているシステマティック・レビューや診療ガイドラインでは，**がん性疼痛，疲労感，化学療法による嘔気・嘔吐，放射線治療による口腔乾燥症，乳がんでのリンパ浮腫・閉経症状・アロマターゼ阻害薬による関節痛などに有用とされています．**

　筆者らの緩和ケアチームでの活動経験では，鍼灸治療を用いて通常治療で満足できないがん患者の訴えに対し，その一部を軽減させることができたと感じています．具体的には，がん性疼痛以外の筋骨格系の痛み（長期臥床による腰背部痛や頚肩痛など），下肢の浮腫による歩行困難，薬の副作用による便秘，嘔気，腹部膨満感による食欲不振，倦怠感，薬物を増量または追加したくないというケースなどにも鍼灸治療の応用は可能です．

◆ 文献 ◆
1) PEACE 資料(2018 年配布)．がん患者の QOL を向上させることを目的とした支持治療のあり方に関する研究班資料．
2) 増山祥子，山下仁，辻涼太，他．がん患者に対する鍼灸治療―臨床的有用性に関するエビデンスと緩和ケアチームでの試行．日本統合医療学会誌．2017; 10: 13-9.
3) 増山祥子，辻丸泰永，山下仁．病棟における鍼治療の可能性と課題―患者統計とインシデント報告．森ノ宮医療大学紀要．2014; 7・8: 185-90.

〈増山祥子〉

精神科領域での鍼灸治療に関して教えてください．

A28 軽度の気分障害や不安障害，薬物との併用療法，そして寛解（回復）後の再燃（再発）予防が鍼灸治療のよい適応です．

　精神科領域での鍼灸治療で遭遇しやすいのは，うつ病や双極性障害などの気分障害やパニック症などの不安障害の患者です．鍼灸院に来院する患者は，現代医学的

JCOPY 498-06932

な治療で十分な改善が得られず，薬物療法への＋αとして薬に頼らない治療である鍼灸治療を受けに来る方が多いです．また，寛解（回復）後も再燃（再発）予防を目的に体調管理として鍼灸治療が活用されることもあります．さらには，激務に追われる労働者などの「うつ病の診断には至らないが気分や身体の不調が続いている」という状態にも鍼灸治療はよい適応となります．実際に，**労働者への鍼灸治療により精神的・身体的な疲労感が改善することがわかっています**[1]．このように軽度の抑うつ状態の治療から薬物との併用療法，再燃（再発）予防への活用など幅広く患者に対応できるところが鍼灸治療の大きな特徴です．

　精神科領域の患者にどのような鍼灸治療が行われているのか，今回はうつ病に着目してご説明します．うつ病患者は，精神症状だけでなく多様な身体症状を訴えます．特に，睡眠障害や疲労感，頭痛や腹痛などが初期症状として表れやすく，これらを主訴に鍼灸院に来院することもあります．鍼灸師は，まずこうした身体症状がうつ病由来のものか鑑別し，必要であれば適切な医療機関への受診を促します．すでに医療機関を受診しているうつ病患者であっても，場合によっては主治医から鍼灸治療を行う承諾を得てくるようお願いすることもあります．そして，鍼灸治療の適応となるうつ病と判断されたら患者の症状に合わせた治療プランを考えます．

　うつ病への鍼灸治療で期待できることは，① 心身のリラックス，② 自律神経機能の改善，③ 脳機能の改善，④ 身体症状の改善です．うつ病に効果的とされる経穴（ツボ）は，頭部，背部，四肢など全身にあります．こうしたツボの刺激は，身体の緊張をほぐしたり，低下した脳血流を増やしたりすることができます．さらに「患者に触れる」という他の精神科的治療にはない鍼灸治療の特徴を生かし，個々の患者の症状に合わせてオーダーメイド的に治療することができます．このような鍼灸治療により，うつ病患者のうつ症状と不安症状を軽減することが確認されています[2]．

　海外の研究をみても，**薬物療法のみよりも薬物療法に鍼灸治療を追加したほうがより有効性が高いという結果が得られています**[3]．鍼灸治療は，身体への負担も少なく併用療法としても効果的であることから，うつ病治療の有用な治療選択肢になる可能性を秘めた治療法であるといえます．

◆ 文献 ◆
1) 向ありさ，谷口博志，藤本英樹，他．企業就労者の身体的・精神的疲労感に対する鍼灸治療と円皮鍼治療の比較―ランダム化比較試験．全日本鍼灸学会雑誌．2020; 70: 2-13.
2) 松浦悠人，渡部芳徳，谷口博志，他．うつ病と双極性障害うつ状態に対する標準治療による助

走期間を考慮した鍼治療 3 ヵ月間の上乗せ（add-on）効果と持続効果 過去起点型コホート. 全日本鍼灸学会雑誌. 2019；69：102-12.

3) Armour M, Smith CA, Wang LQ, et al. Acupuncture for depression: a systematic review and meta-analysis. J Clin Med. 2019；8：1140.

〈松浦悠人　渡部芳徳〉

Q29 リハビリ領域での鍼灸治療に関して教えてください.

A29 | リハビリ領域での鍼灸治療は，身体の残された機能を最大に生かすことを目指して行います.

すなわち，リハビリテーション領域における鍼灸治療は，事故・疾病で後遺症が残った者などを対象に，その能力を回復させるために行う訓練（リハビリ）を円滑に行うために介入することが主目的です.

実際に専門医との共同研究により成果をあげている例をまとめると，以下の通りです.

① QOL の向上（関節リウマチの薬物療法との併用[1] や糖尿病性神経障害の下肢のしびれの軽減[2]）

② 薬物副作用に対する治療（抗がん剤服用による末梢神経障害の予防と対応[3]）

③ フレイルによる転倒予防と足底部のメカノレセプター（固有感覚）の灸療法によるバランス機能の向上[4]

具体的な鍼灸治療の例として，脳卒中の後遺症の治療を紹介します. 脳卒中は，寝たきりの原因の第 1 位で，介護が必要になる原因の第 2 位です[5,6].

1. 中枢性疼痛に対する鍼灸治療

下行性疼痛抑制・内因性鎮痛系の賦活化，皮質視床路機能異常の正常化，脳循環の代謝改善などを目的に，頭部の頭維穴や末梢の遠隔部の経穴に 2 〜 100 Hz の混合波低周波鍼通電療法を行います. これは，侵害受容ニューロンを介した感作抑制やオピオイド受容体を含む下行性疼痛抑制系の賦活化により，β エンドロフィンやセロトニンの分泌促進作用を高め，痛みを抑制するシステムの正常化を図ることを目的としています. 通電刺激は筋収縮の確認や，神経刺激は支配部位の皮膚にひび

き感が得られることを確認します．患側にも健側にも同様の治療を行いますが，患側は神経障害の程度により反応が異なるため，筋の収縮が確認でき，刺激により違和感や痛みを感じない程度とします．

2. 口腔ケア（嚥下障害，口腔乾燥症状）としての鍼灸治療

　本疾患後遺症や寝たきりで全身の活動性が低下し摂食機能低下を引き起こす患者は多く，鍼治療により嚥下機能向上に重要な感覚入力（上咽頭神経刺激）や不良姿勢の改善（肩甲舌骨筋や後頭下筋群刺激）を行うと嚥下機能の向上が認められます．また，下関穴や翳風穴（えいふうけつ）から三叉神経，顔面神経を刺激することで唾液分泌亢進も期待できます．

3. 機能向上のための鍼灸治療

　上記の後遺症に対する治療に加え，脳循環の改善を目的に脳血管と三叉神経が関連していることから，三叉神経第1・2枝の刺激を目的とした眼窩上切痕部の魚腰（ぎょよう）（奇穴）や同第3枝の下関穴への治療を行います．また，健側の上肢や下肢への治療を加えます．健側への施術は効果的で，患側への刺激は神経障害が存在することから，局所および高位中枢への反応が起こりにくいことが基礎研究や臨床研究の成績で裏づけられています．

◆ 文献 ◆
1) 粕谷大智，沢田哲治，磯部秀之，他．Multi-center randomized controlled trial of acupuncture and moxibustion for rheumatoid arthritis. 日温気物医誌．2005；68：193-202.
2) 粕谷大智，中原康雄，芳賀信彦．糖尿病性神経障害に対する鍼灸治療．神経内科．2013；78：538-42.
3) 小糸康治，美根大介，粕谷大智，他．がん化学療法による末梢神経障害に対する鍼治療．全日本鍼灸学会雑誌．2013；63：123.
4) 粕谷大智．腰部脊柱管狭窄症のバランス機能に対する足底部（固有感覚受容器）の灸刺激の効果．第84回日本温泉気候物理医学会学術集会．2019.5.18．岡山．
5) 粕谷大智．脳血管障害後後遺症に対する鍼灸．難病と在宅ケア 2018；24：45-8.
6) 粕谷大智．脳血管障害後後遺症に対する鍼灸治療．鍼灸 OSAKA．2002；18：254-9.

〈粕谷大智〉

YNSA という治療を聞いたことがあります．どんな治療でしょうか．

A30 | 日本人の医師が独自に考案した頭部に鍼を打つ治療法で，世界 14 カ国で医療として認められています．

　YNSA は山元式新頭鍼療法（Yamamoto New Scalp Acupuncture）の略称で，宮崎県の山元敏勝医師によって考案されました． 中国の経穴を全く使わない日本発の治療法で，その治療効果の高さと修得の容易さから海外では 10 万人以上の医療従事者が実践しているといわれています．

　ドイツやオーストラリアのシドニー大学では医学部の授業で教えられています．ブラジルでは山元先生の名前を冠した病院がブラジル政府の国費で建てられていて，ブラジルのある県の医療費を 10 カ月で約 11% 削減したとして山元先生はブラジル政府から勲章をうけています．その他，ハンガリーにはブタペストに YNSA 研究所があり，イタリア国立代替医療センターの客員教授に山元先生が就任しています．

　世界 14 カ国で YNSA は医療として認められています．

　YNSA の特徴はその独自の反射区と診断方法にあります．山元先生が発見した頭部の新しいツボ（治療点）は全身の疾患に対応しており，中国の頭鍼療法が得意とする脳梗塞，脳出血，パーキンソン病などの中枢性疾患だけでなく，がん性疼痛などの慢性疼痛，整形外科疾患の肩，首，膝，腰，などのあらゆる痛み，眼，鼻，口などの感覚異常，しびれ，めまい，耳鳴り，抑うつ，リウマチなどさまざまな疾患に対応しており，不定愁訴やさまざまな症状を改善できる可能性があるといわれています．

　中国の頭鍼療法は複数の流派があり，手技の修得も難しいためあまり一般的ではなく，治療効果も施術者によって大きな差があります．しかし，YNSA は診断から治療，効果測定までのプロトコールが明確に決まっており，東洋医学的な知識や経絡や経穴の知識がなくても，YNSA の手順通りに治療すれば一定の治療効果が出るため，鍼灸初心者が学びやすい治療法だといわれています．YNSA の基本治療においては頭部にある A〜H までの 8 つの基本点と前頭前野の 3 つの脳の治療点を使用しますが，山元先生によるとこれらの治療点を覚えるだけでも YNSA 適

JCOPY 498-06932

応疾患の7割に対応できるとされていて，今まで鍼灸に触れることのなかった施術者でも容易に治療効果を実感することができます．

　世界中の医療機関で採用されている YNSA が本邦の困っている患者さんを一人でも多く救うことを願っています．

◆ 文献 ◆
1) Allam H, Mohammed NH. The role of scalp acupuncture for relieving the chronic pain of degenerative osteoarthritis: a pilot study of Egyptian women. Med Acupunct. 2013; 25: 216-20.
2) Hegyi G, Szigeti GP. Rehabilitation of stroke patients using Yamamoto new scalp acupuncture: a pilot study. J Altern Complement Med. 2012; 18: 971-7.
3) Ogal HP, Hafer J, Ogal M, et al. Variations of pain in the treatment of one classical acupuncture-point versus one point of Yamamoto's new scalp acupuncture Anasthesiol Intensivmed Notfallmed Schmerzther. 2002; 37: 326-32.

〈冨田祥史〉

Q31 フェムテックと鍼灸について教えてください．

A31 女性特有の問題をテクノロジーで解決しようとするフェムテックは，鍼灸ととても関わりがあります．

　フェムテック（FemTech）とは，女性（Female）とテクノロジー（Technology）をかけ合わせた造語です．

　月経での不調や妊娠の QOL 向上，不妊対策，更年期障害の改善，セクシャルヘルスなどをテクノロジーで解決する商品やサービスのことを指します．2020 年が日本にとってフェムテック元年といわれ，世界的に注目されている分野です．

　実際に不妊症や更年期障害，生理痛で鍼灸院に通っている方もたくさんいます．

　フェムテックといわれると馴染みがないかもしれませんが，鍼灸という分野はとても関わりがあると思っています．

　一方で，産婦人科へ行くことのハードルが高いようです．生理やセックスに関する悩み，デリケートゾーンの不調，があっても，「この程度で産婦人科にいっていいのかな？」という声を多く聞きます．

　鍼灸の施術中は1対1で，ゆっくりと話す時間も設けやすいこともあり，普段，

人に話しづらい悩みも気軽に相談できるので，産婦人科に行く一歩手前の相談所としての役割ができれば，救われる女性が多くいるのではないかと考えています．

〈栗本夏帆〉

JCOPY 498-06932

第5章 鍼灸師が活躍する場

Q32 どこで鍼灸を受けられますか？

A32 | 実は鍼灸を受けられる場所は多く，施術所数は3大コンビニエンスストア数よりも多いです．

　鍼灸を受ける場所というと街中でよく見かける"○○鍼灸院"，"△△針治療院"が想像しやすいかもしれません．厚労省公表の2018データ【→QRコード】によると実は全国で7万施設弱あり，これは3大コンビニエンスストア数（約6万弱）を超えています 図32-1 ．そのため，鍼灸を受ける場所は非常に身近にあります．意識して探してみると案外スグに見つかるかも知れません．

　街中にある鍼灸院のような形態以外では，病院や診療所・クリニック内にも施術できる場所が増えてきています．82大学病院の約1/3，その他一般病院の2,000強で施術する場があると聞いたことがあります．

　また，その他，訪問事業もあり，自宅やスポーツ会場など鍼灸を受ける場所や機会は豊富にあります．

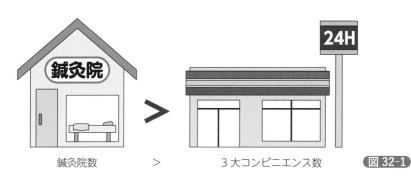

鍼灸院数　　　＞　　　3大コンビニエンス数　　図32-1

〈寺澤佳洋〉

Q33 どんな鍼灸師・鍼灸院がオススメですか?

A33 実は回答するのに，非常に悩ましい質問です．

　筆者が鍼灸を正しく活用していただくための活動を行ううえでよく受ける質問のひとつです．この質問を受けた時に，「○○先生の，オススメの医師や病院は？」と反対に聞くこともあります．その際，ご自身の経験や体験，見聞きした評判をもとに回答するのではないでしょうか．もしくは，各学会認定医・専門医を答えるのではないでしょうか．オススメの鍼灸師・鍼灸院もこれに類似すると考えています．

　そして鍼灸未体験の方はぜひ一度体験してみてください．また複数箇所で鍼灸を受けてその多様性の中からオススメを見つけてみてください．

　一方で医療連携，多職種連携でも大切なことですが，日頃から地域の鍼灸師と顔の見える関係性を築いておくことが大切とも思います．

　最後に筆者が個人的に知っている検索サイトを提示します．

● 業団系鍼灸"院"検索サイト
　「鍼灸ネット」（公社）日本鍼灸師会（①）
● 認定者や研修修了者の鍼灸"師"検索サイト
　「認定者検索」（公社）全日本鍼灸学会（②）
　「研修修了証書交付者名簿」（公財）東洋療法研修試験財団（③）

①

②

③

〈寺澤佳洋〉

JCOPY 498-06932

Q34 鍼灸院は，接骨院や整体院とは違うんですか?

A34 同じと思っている方も多いですが，実は違います.

　あん摩マッサージ指圧師，はり師，きゅう師または柔道整復師が施術を行うための**施設を施術所**とよびます（→ Q4, 6）．その名称をつける際は，あん摩マッサージ指圧師，はり師，きゅう師等に関する法律又は柔道整復師法の広告の規制を受けます．

　施術所であることを明確にするために，「施術所（院）」などと業務の種類を明示することが望ましいとされますが少ない印象です（多少の地域差はあり）．

　また下記に示すように業務の種類を示す「名称」は，そこで働く"国家資格者"をおおむね示唆しています．

　「はり」「きゅう」「鍼灸」「やいと」など：はり師，きゅう師，鍼灸師
　「ほねつぎ」「接骨」「整骨」「柔道整復」など．柔道整復師

　つまりは，**鍼灸院には鍼灸師，接骨院には柔道整復師が在籍していることを示唆します．**

　一方で，「整体」「カイロプラクティック」などは法的な資格制度（国家資格）がありません（→ Q6）．そこに従事する方は国家資格を有していないことが示唆されます．

　つまりは，**整体院には国家資格保有者はいない可能性が高く，整骨院には柔道整復師が在籍していることを示唆します．整"体"院と整"骨"院は，1文字違うだけですが，大きな違いがあります．**

〈寺澤佳洋〉

大学病院でも鍼灸師が活躍しているって本当ですか?

A35 はい，大学病院でも鍼灸師は活躍できており，日々の臨床や研究・教育に従事しています．

埼玉医科大学東洋医学科について

埼玉医科大学東洋医学科は，1984年に開設され東洋古来の伝統医療である鍼灸と湯液（漢方薬治療）を行っています．当科開設以来，診療各科の専門医との連携を深め，鍼灸治療の基礎・臨床研究を各診療科と共同で推進しています．

当科外来を受診した患者の多くは，他科の専門医からの依頼が多く，患者の訴える多彩な愁訴の改善や軽減を目的に年々増加傾向を示しています．最近の実態調査では，受診患者の約2/3が他科からの依頼であり，大学病院内で医療連携の確立に努力しています．

これまでに当科に診療依頼があった各診療科と疾患・症状については，脳神経内科（頭痛，脳血管障害など），耳鼻咽喉科・神経耳科（顔面神経麻痺，耳鳴り，難聴など），リウマチ膠原病科（関節リウマチ，全身性エリテマトーデス，シェーグレン症候群など），整形外科（非特異的腰痛，腰部脊柱管狭窄症，肩関節周囲炎など）など多くの診療科から依頼があり，鍼治療を実施してきました[1]．

また，外来患者のみならず入院加療中の患者の依頼頻度も比較的高く，重篤で難治性の疾患に対しても鍼灸治療を実施しています．

これまで数多くの基礎・臨床研究などにより鍼治療の有用性や有効性が示されており，その成果を国内外に向けて発信しています．医療機関内での鍼灸治療を発展させるためには，専門医はもちろん，多職種との連携を深めることが必要不可欠であると考えます．

これらのことより医科大学病院における鍼灸治療は，難治性の疼痛や麻痺，さらに一連の不定愁訴を改善および軽減することにより quality of life（QOL）の向上に寄与することが期待できるものと考えています．

当科におけるがん患者に対する鍼治療について

筆者は，緩和ケアチームの一員としてがん患者の診療に当たっています．当科で

は，患者の詳細な医療面接と神経学的検査，理学検査などを臨床の基本としています．こうした診察所見と画像診断や血液生化学検査などを含め患者の病態を把握します．また，出血傾向や易感染性も考慮し，清潔操作も含め注意深く慎重に鍼治療を施行します．がん患者は，病期が進行するとともに全身状態が悪化し，さらに病状に対して不安を抱えていることが多いため，これらを十分把握し，患者個々の症状や全身状態にあわせて鍼治療を実施することが必要不可欠です．

　がん患者の諸症状（疼痛や麻痺，食欲不振，嘔気・嘔吐，便秘などの消化器症状，さらに浮腫や倦怠感など）に対し，鍼治療を早期から開始し可能な限り継続することにより，症状が軽減するとともに QOL の維持・向上に寄与することも明らかとなってきました[2]．

　一方，がん患者だけではなく，その家族が訴えるさまざまな症状に対しても鍼治療を実施することで，家族ケアも良好であったことも経験しています．

　さらに，近年本学国際医療センター支持医療科と連携し，診療や研究を推進しています．がん患者の診療において支持医療は極めて重要な分野であり，今後鍼灸治療の介入により新たな展開も期待されます．

　以上より，緩和ケアにおけるがん患者およびその家族に対する鍼灸治療は有用性が高く，現代医療に併用することで，患者の満足度をより向上させるものと考えています[3]．

鍼灸教育について

　当科で実施している鍼灸教育は，鍼灸師の卒後教育の一環として研修鍼灸師制度を設置しています．主たる目的は医科大学病院における臨床の実際を学び，医療機関で活躍できる鍼灸師を育成することです．研修期間は，1年および2年であり，この間に臨床の実際を学ぶとともに，研究の方法も併せて習得します．その成果については，関係医学会に報告しています．

　一方，近年，医学部教育の中に東洋医学が組み入れられてきており，本学の医学部での医師の教育については，東洋医学と西洋医学の比較文化論の中で3コマ鍼灸教育を実施しております．また，臨床実習前の一環として鍼灸治療の現場も研修しています．

　筆者らは，医学部における鍼灸教育の確立を目指し，全国82医科大学に鍼灸教育の現状を調査し，全国で統一したカリキュラムの作成などに着手しています．

◆ 文献 ◆
1) 若山育郎, 形井秀一, 北小路博司, 他. 病院医療における鍼灸―現代における鍼灸の役割を考える. 日東医誌. 2008; 59: 651-66.
2) 小内愛, 菊池友和, 山口智, 他.【どこでもやっているわけではない治療 先進・先端治療から補完代替医療まで】(第Ⅲ部) 補完代替医療 鍼灸. 緩和ケア. 2019.29.6月増刊. 103-5.
3) 小内愛, 菊池友和, 山口智, 他. がん患者に対する鍼灸治療法とその有用性 がん緩和ケアにおける鍼治療の実際と鍼灸師の役割. 現代鍼灸学. 2020; 20: 57-61.

〈小内 愛 山口 智〉

Q36 市中病院でも鍼灸師が活躍していますか?

A36 はい, 最近では市立病院などでも鍼灸外来を開設している施設があります.

例の1つとしては, 筆者の勤める宮城県の北部にある登米市の1次・2次医療を担っている登米市民病院では, 2018年10月より鍼灸治療を受けることができるようになりました. 火曜日, 木曜日の週2回の午前中に予約をすることができ, 基本的には, 登米市民病院の内科 (総合診療) 外来や他の診療科で「(頸部痛, 肩関節痛, 腰痛などの) 運動器の症状を改善したい」「器質的な原因が見当たらない症状がある」「疼痛や症状のコントロールにもう一手加えたい」「不定愁訴などがあり標準治療では対応が難しい」などの症例があった場合に主治医の判断で紹介となります. 患者の希望で紹介になるケースもあります. これまでに頸部痛・肩関節痛・腰痛・仙腸関節部痛・膝痛などの運動器症状, 緊張型頭痛・片頭痛・眼窩部痛・食欲不振などの内科症状, 緑内障に関連した症状などに対して紹介がありました. 院外の方も一度内科 (総合診療) 外来を受診していただく必要がありますが受診可能です. 最近では, 口コミで受診する院外の患者さんも増えてきました.

病院内での鍼灸治療というと混合診療の問題がありますが, 登米市医療局の担当者とこれまでの病院内での鍼灸治療に関する事例の調査, 同じ東北厚生局内の事例である福島県立医大会津医療センターの見学, 電子カルテ部門とカルテ問題解消に向けての調整や東北厚生局に直接アドバイスを受けに訪問するなど約1年かけて協議を行い問題のない形で施術を行っております.

この鍼灸外来を立ち上げた経緯ですが, 東北大学で行っていた文部科学省補助金

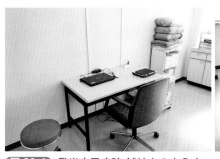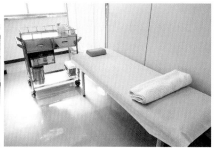

図 36-1 登米市民病院 鍼外来のようす

事業である「コンダクター型総合診療医」養成プログラムの後継事業として東北大学大学院医学系研究科椎木総合診療医育成寄附講座が設置されました．その事業の一環として教授から地域医療に貢献してほしいという依頼があり鍼灸師の著者も登米市民病院に赴くことになりました**図 36-1**．

〈金子聡一郎〉

Q 37
診療所やクリニックでも鍼灸師が活躍していますか？

A37 そのようなケースもあります．

　まずはじめに，筆者が院長として働いている吉祥寺中医クリニックでは，その中に鍼灸院があるのではなく，医師の管理下において鍼灸師を雇い鍼灸治療を行っている，鍼灸治療部という位置づけであり保健所にも了承を得ていることをお伝えしておきます．鍼灸治療と漢方薬を併用するスタイルは，初代院長の張瓏英医師が1979 年に開業した当初から続けています．

　クリニックに勤務する冨所鍼灸師は明治鍼灸大学および上海中医学院・天津中医学院専科卒であり，日本流でも中国流でも両方の鍼灸のスタイルで施術を行うことができます．医師と鍼灸師の連携の形としては，当然患者の意向を踏まえてですが，院長の長瀬から鍼灸を紹介する場合もある一方で，冨所鍼灸師から漢方薬を勧める場合もあり，両面からのアプローチで行っています．

連携をしている代表的な疾患としては，標準的治療や漢方薬治療でも症状が取りきれない筋・筋膜性腰痛や頸肩腕症候群などの整形外科疾患や，うつ病，不眠，パニック障害，不安神経症，自律神経失調症などの精神神経疾患です．また，がん患者の QOL 改善や苦痛軽減を目的とする場合もあります．情報共有は電子カルテで行っているので，同一の患者に対して，鍼灸師がどこの経穴に治療を施したのか，また医師がどのような漢方薬を処方したのかを互いに確認することが可能ですし，さらには，時に口頭で治療方針のすり合わせや再確認をすることもあります．

併用のメリットとしては，東洋医学では漢方薬での治療を内治（体内にアプローチする治療法）とよび，鍼灸治療を外治（体表にアプローチする治療法）とよびますが，この両方を用いることで相乗効果が生まれ，患者の苦痛をより軽減できる可能性が高まります．また，鍼灸治療では時間をかけられますので，患者の話も一般の内科診療よりよく聞けますし，それによって患者背景をより深く把握することも可能です．中国由来の東洋医学である中医学では漢方薬も鍼灸も基礎理論は同じで，学問に統一性があります．中国では，一緒にやるものと考えるのが普通ですから，ごくスタンダードな中医学のスタイルで私たちはやってきたにすぎません．日本でもそういう連携がごく自然なものとして行われると，患者にとっても鍼灸がより受け入れやすいものになるのではないでしょうか．

◆ 文献 ◆
鍼灸と漢方．医道の日本．2019; 12: 38-41.

〈長瀬眞彦〉

Q38 訪問鍼灸師，在宅診療での治療の実際を教えてください．

A38 多職種と連携し「本人と家族の生活の改善」を目指して鍼灸やリハビリに日々励んでいます．

ここでは，通院が困難な患者さんの鍼灸師の関わり方を述べたいと思います．多くの患者は，1人では生活できず介護保険や障害福祉サービスを利用しており，その人たちのニーズは「病状の改善」だけではなく「生活の改善」です．そのため，

関係する多職種は生活を改善する「リハビリテーション[※1]」をも意識する必要があります。リハビリテーションは理学療法士や作業療法士など専門職が行うだけではなく、関係職種および本人と家族、関わる人々が一体となり取り組むことが必要です。さらに、各自治体では「地域包括ケアシステム」が構築され、関わる多職種の共通目標は生活の「自立支援」です。

当院では、生活を三次元化 ICF **図 38-1** で評価します。上部の生活「活動・参加」は、下部の柱「健康状態」「心身機能・身体構造」「個人因子」「環境因子」に支えられています。これらの中で、訪問鍼灸師には 6 つの役割があると考えます。

鍼灸師だからできることは、鍼灸治療により「倦怠感・食欲不振・睡眠障害・便秘・疼痛」を改善できることです。例えば、がん末期の患者さんが倦怠感や栄養不良、便が出ないことにより動けない場合があります。鍼灸治療により、がんそのものを改善することはできませんが、「気分がいい、楽になる、食事量が増加する、排便できる」ことがあります。その結果、「家族と外出ができた」「友人に会うことができた」という人がいます。このように、気分や体調を改善できることは、鍼灸治療だからできることだと思います。また、膝や腰の痛みにより、基本動作が困難な場合があります。鍼灸治療により痛みが軽減すると、動くことが増え総合的な体力の増加、行動意欲の改善に繋がっています。

このように、訪問による鍼灸治療は特に「緩和ケア」と「フレイル対策」に有益

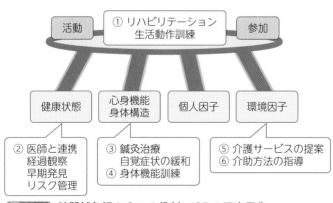

図 38-1 訪問鍼灸師の 6 つの役割　ICF の三次元化

※1　リハビリテーションとは、「できないことをできるようになろう」という思考のことをいい、リハビリテーション＝機能訓練ではありません。

な治療法だと考えています.

〈森下大亮　古田大河〉

Q39 研究者としての鍼灸師の役割を教えてください.

A39 鍼灸だけでなく幅広く医学分野で活躍しています.

　鍼灸の研究は世界中で行われています. PubMed で, **題名**に「acupuncture（鍼治療 / 鍼灸治療）」の言葉が入っている**英語文献**を検索すると, 12,138 件もヒットします（2022 年 7 月 2 日現在）.

　最も古いものは, 1827 年に書かれたリウマチに対する論文です[1]. その後, 1972 年にアメリカと中国の国交が樹立されると年間数十〜百本程度の論文が発表されるようになります. そして, 1998 年 NIH によって鍼に関する合意形成声明[2]が JAMA 誌に掲載され, 世界的に鍼灸研究が急速に加速し, 2020 年には年間 886 本もの文献がヒットするようになりました **図 39-1**.

　国内では, 1983 年に鍼灸の 4 年制大学, 1991 年に大学院修士課程, 1994 年には

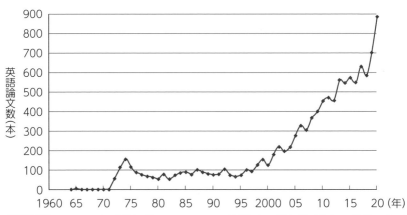

図 39-1 PubMed で題名「acupuncture（鍼治療 / 鍼灸治療）」の記載のある英語文献ヒット数

JCOPY 498-06932

博士課程が作られました．研究者の多くは，鍼灸大学の教員となり，鍼灸に関する基礎・臨床研究を行っています．

ただ，鍼灸以外の分野で活躍している研究者も多くいることは，鍼灸師×研究者の特徴の1つです．痛み・かゆみなどの感覚，免疫，脳画像などその分野は多岐にわたります．筆者はアルツハイマー病（AD）の血液検査法の開発を行っています．ADは発症の数十年前から脳の変化が起こっています．つまり，東洋医学でいう「未病」の状態であり，この未病状態を簡便かつ科学的に見つける方法ができないかと思ったわけです．

鍼灸師として患者を診る経験をすると，目には見えない，今の科学では説明できない効果を肌で感じます．そんなことから，鍼灸師は疑問を持ちやすく，研究者に向いているのかもしれませんね．手先も器用ですし（笑）．

◆ 文献 ◆

1) Elliotson J. On the use of the sulphate of copper in chronic diarrhœa. To which are added some observations on the use of acupuncture in rheumatism. Med Chir Trans. 1827; 13 （Pt 2）: 451-68.
2) NIH Consensus Conference. Acupuncture. JAMA. 1998; 280: 1518-24.

〈建部陽嗣〉

Q40 鍼灸学校教員としての鍼灸師の役割を教えてください．

A40 教育・研究・臨床を3本柱に，社会に合った鍼灸の創造に邁進しています．

鍼灸師は治療院や病院，スポーツ，介護，美容，健康関連などの幅広いフィールドで活躍しており，筆者のように鍼灸師を養成する施設に勤務している者もいます．鍼灸師養成施設には，大学，専門学校，盲学校があります．筆者は大学で鍼灸を学んではり師・きゅう師の国家資格を取得し，附属の治療施設で研修後，大学院修士・博士課程，博士研究員を経て大学の教員になりました．鍼灸師養成施設，特に大学教員としての鍼灸師の役割は大きく分けて教育，研究，臨床の3つあると考えています．

教育

　はり師・きゅう師の国家試験に合格しなければスタートラインに立つことはできません．まずは国家試験に合格するための教育を行っています．その中で卒後に鍼灸師として活躍できるような臨床教育を行うことはもちろんですが，人を相手にする医療人としての人間形成や，鍼灸を通して社会貢献できる人材の育成にも重きを置いています．

研究

　すべての鍼灸師養成施設の教員が研究を行える環境にいるわけではありませんが，筆者のように大学に勤務する鍼灸師だけでなく，医学部や病院に勤務する鍼灸師，専門学校の教員，大学院に通学している鍼灸師，大学や研究機関に研究職として在籍する鍼灸師などさまざまな鍼灸師が研究に関与しています．そういった鍼灸師の研究者によって，実験動物を使った基礎研究から患者を対象とした臨床研究まで，日本全国だけでなく海外を含めてさまざまな研究が行われており，その研究成果が鍼灸のメカニズム解明やエビデンスの構築に貢献しています．筆者の場合はスポーツ領域における鍼灸に関する研究を行っていて，学会や研究会に所属してその成果を発表しています．また，それらの学会や研究会の運営にも携わっています．

臨床

　鍼灸師養成施設には附属の鍼灸院や附属の治療所が併設されています．筆者の大学にも附属の鍼灸センターがあり，学外にも3つの鍼灸治療を行う施設を有しています．**附属鍼灸センターは患者への治療の場であるとともに，学生に対する臨床教育の場にもなっています**．また，**大学には附属病院も併設されており，整形外科を中心とした診療科と連携した鍼灸治療も行っています**．筆者も附属鍼灸センターで患者への鍼灸治療を行っており，最新の知見を臨床に取り入れて地域住民の健康を支え，研究で得られた知見をアスリートに応用しています．

　大きな役割はこの3つですが，他にも学内の委員会やオープンキャンパスなどさまざまな形で大学の運営にも関わっています．また，教員によっては国家試験の作問委員や教科書の執筆に関わるなど，学内外の鍼灸に関するさまざまな仕事に携わっています．

　社会情勢や医療を取り巻く環境は常に変化しており，**鍼灸や鍼灸師に求められる**

JCOPY 498-06932

役割やニーズも常に変化しています．社会の変化を察知してそれに順応できる鍼灸師を育てること，社会に合った鍼灸を創造していくことも教員としての役割です．

〈吉田行宏〉

Q41 海外での鍼灸の資格はどのようになっていますか？

A41 海外では中医師（中国），韓医師（韓国）を含む医師が，鍼灸を施術できる資格の中心です．

　鍼灸は，いまや東アジアだけでなくほぼ全ての先進国に普及しています．これらの国々での鍼灸教育はほとんど中医学（中華人民共和国成立以降に再構築・体系化されたスタイル）です．鍼灸の資格試験もまた，日本，韓国以外の国々では中医学の理論がベースになっています．各国の鍼灸施術資格 表41-1 については，ドイツのように医師に加えてハイルプラクティカー（自然療法士）や助産師にも施術が許される国もあれば，医師以外は許可されていない国もあります．

表41-1 各国の鍼灸施術資格

国名	資格
日本	医師，はり師，きゅう師
中国	中国国籍者で中医師のみ
韓国	韓医師のみ
フランス	医師，助産師
英国	医師，看護師，助産師，鍼師，理学療法士など
ドイツ	医師，ハイルプラクティカー（自然療法士），助産師[※1]
イタリア	医師，認定された医療従事者
スペイン	医師のみ
オーストラリア	医師，鍼灸師，理学療法士[※2]，カイロプラクター[※2]，看護師，助産師，自然療法士など
アメリカ	医師，鍼灸師，理学療法士[※2]，カイロプラクター[※2]など（州により異なる）
カナダ	医師，鍼灸師，理学療法士[※2]，カイロプラクター[※2]，自然療法医，マッサージ師，看護師，作業療法士，足専門医など（州により異なる）

※1 必要な教育と資格を満たすと専門業務範囲での使用が可能
※2 ドライニードリング（→Q53参照）

東アジアでも中国では中医師，韓国では韓医師以外には，医療行為として鍼灸をすることは許されていません．

ヨーロッパで鍼治療が医師のみに許可されている国は7カ国であり，それ以外では他の医療従事者も鍼灸治療を行える国があります．しかし，鍼が法律により規制されている国はヨーロッパ圏内では12カ国のみです．

米国やカナダにおいては各州によって免許制度が定められており，国内で統一されたものはありません．

オーストラリアでは「はり師」と名乗ることができるのは国に登録された治療者のみですが，はり師と名乗らないで実質的な鍼治療をしている鍼灸師以外の医療従事者は多く存在します（→ Q53）.

なお，欧米での鍼灸師は，西洋医師，中医師，韓医師と同じように鍼灸以外にも漢方や生薬，ハーブの処方など幅広く患者の治療に関われる場合があります．

◆ 文献 ◆
1) 鍼灸医療普及機構ホームページ．https://harikyuiryo.or.jp/
2) Zheng Z. Acupuncture in Australia: regulation, education, practice, and research. Integr Med Res. 2014; 3: 103-10.
3) Ijaz N, Boon H. Evaluating the international standards gap for the use of acupuncture needles by physiotherapists and chiropractors: a policy analysis. PLoS One. 2019; 14: e0226601.

〈増山祥子〉

Q42 鍼灸師が医学部教授になったと聞いたのですが，本当ですか？

A42 ｜ はい，私のことです．

私がはり師・きゅう師を目指すきっかけとなったのは，私自身が小児喘息で生死をさまよった経験があり，それが鍼灸治療で良くなったからです．当時は今のような良い薬もなくて，喘息発作を繰り返していましたのでとてもつらかったです．私が小学5年生の時に鍼灸治療に出会い，喘息がずいぶん改善されました．この経験から私も小児喘息の子どもに鍼灸治療で喘息を楽にしてあげたいと思い，はり師・きゅう師を目指しました．喘息発作の時に鍼治療を受けると，発作が止まったり，

呼吸困難が楽になったりします．この鮮烈な体験から，鍼灸治療は呼吸困難に効くことを身をもって経験したことが，リサーチクエスチョンとなって，呼吸困難と鍼灸治療が私の研究テーマになっています．

　私が大学院（明治鍼灸大学）時代に指導教授から慢性閉塞性肺疾患（COPD）の呼吸困難を研究テーマとして与えていただいたのがきっかけで研究がスタートしました．小児喘息ではありませんでしたが，子どものころから思っていたことが繋がった瞬間でした．今もそうですが当時も COPD 患者さんに鍼灸治療を許可してくれる施設がなかったので，研究ができる施設を転々として諦めずに研究を続けました．大きな転機は 2012 年にこれまで実施してきた研究成果が JAMA Intren Med に掲載されたことでした[1]．以後，COPD に対する鍼治療の臨床試験が数多く出版されたことでメタ分析をした論文も出版されています．さらに**2021 年には非がん性疾患の呼吸ケアガイドラインの作成に編集協力者として関わることができ，がん疾患以外の呼吸器疾患患者さんの呼吸困難に鍼治療が有効であること**を掲載しています．

　本邦は高齢化が進み多くの高齢者が複数の生活習慣病を有しています．生活習慣病の特徴のひとつに慢性炎症があげられます．慢性炎症が引き金となり，さまざまな併存症が発症することがわかっています．最近の研究では鍼刺激により抗炎症効果が発現することがわかっており，末梢の経穴に対して鍼刺激（通電刺激）を行うことにより，副腎からドパミンが賦活されて抗炎症が起こります[2]．

　私の行った研究でも，COPD 患者に週 1 回 12 週間の鍼治療を行うことで，プラセボ鍼治療群と比べて通常の鍼治療群では COPD に関連している炎症マーカーが有意に低下していることがわかりました．また，抗炎症効果により栄養状態の改善も認められていました．COPD における低栄養は独立した予後因子などで，鍼治療により COPD の予後が延長する可能性が示唆できます[3]．

　以下に最近話題の鍼灸治療効果を示す事例を提示します．

① 鎮痛効果

　鍼灸治療には強い鎮痛効果があることがわかっており，がん性疼痛患者を対象とした研究では鍼治療により塩酸モルヒネ 30 mg が減量できることを報告されています[4]．さらに，特定の経穴刺激で消化管の蠕動を亢進させたり[5]，抑制させたりできることがわかっており，私はこの経穴の特性を生かして，日常臨床や臨床研究を行っています．

私の所属施設では緩和ケア科があるので，緩和ケア科の患者さんに応用しています．緩和ケア科では多くのがん終末期患者さんを診ているため，疼痛管理や呼吸管理などにおいてオピオイド製剤を使用しますが，副作用に消化管の蠕動抑制があります．このような副作用の軽減を目的に足三里穴に鍼刺激を行うと，消化管蠕動が改善され排便を促すことができます．

② 消化管蠕動抑制効果

早期胃がんの切除に Endoscopic Submucosal Dissection（ESD）が実施されますが，胃の蠕動が強い時には鎮痙（胃蠕動抑制）を行います．通常は鎮痙剤を使用しますが，薬剤のため禁忌や副作用があるため，より安全に実施することが望まれます．そこで ESD の鎮痙に鍼刺激を用いて行い，ESD を実施する方法を試みています．結果は薬剤よりも鍼刺激のほうが ESD がやりやすく，安全性も高いことがわかりました[6]．

③ その他

鍼灸治療は研究が進み現在は神経薬理学・神経免疫学の分野に入っており，鍼刺激におけるゲノミクスやオミックスもわかってきています．

鍼灸治療の可能性について，諦めず丁寧に仕事をすることで，どんな道であれ必ず開けていくと信じています．

◆ 文献 ◆

1) Suzuki M, Muro S, Ando Y, et al. A randomized, placebo-controlled trial of acupuncture in patients with chronic obstructive pulmonary disease (COPD) : the COPD-acupuncture trial (CAT) . Arch Intern Med. 2012; 172: 878-86.
2) Liu S, Wang Z, Su Y, et al. A neuroanatomical basis for electroacupuncture to drive the vagal-adrenal axis. Nature. 2021; 598: 641-5.
3) Suzuki M, Muro S, Fukui M, et al. Effects of acupuncture on nutritional state of patients with stable chronic obstructive pulmonary disease (COPD) : re-analysis of COPD acupuncture trial, a randomized controlled trial. BMC Complement Altern Med. 2018; 18: 287.
4) He Y, Guo X, May BH, et al. Clinical evidence for association of acupuncture and acupressure with improved cancer pain: a systematic review and meta-analysis. JAMA Oncol. 2020; 6: 271-8.
5) Li H, He T, Xu Q, et al. Acupuncture and regulation of gastrointestinal function. World J Gastroenterol. 2015; 21: 8304-13.
6) Suzuki M, Ishizaki N, Kayo T, et al. Pilot study of acupuncture's antispasmodic effect on upper gastrointestinal tract during endoscopic submucosal dissection for early gastric cancer: controlled clinical trial. J Clin Med. 2021; 10: 3050.

〈鈴木雅雄〉

Q43 災害時における鍼灸師の活動を教えてください.

A43 アムダ（AMDA）をはじめとする統合医療のアプローチが災害・復興現場で導入されつつあります.

　災害時の鍼灸支援活動は，近年大きく広がり，「災害鍼灸」のキーワードが普及してきました．なかでも保健医療分野で医療支援・人道支援をする団体として，認定特定非営利活動法人アムダが知られています．アムダ（AMDA）とは，The Association of Medical Doctors of Asia を略した名称で，非政府・非営利の団体です．国連経済社会理事会総合協議資格を 2006 年に取得し，世界各国において自然災害や紛争などにより被害を受けた人びとに対して短期的な緊急医療支援，また長期的な復興支援活動を行います．**アムダが緊急医療支援に鍼灸支援を本格的に導入したのは，東日本大震災で被害を受けた岩手県の大槌町からでした.** この際，避難に伴う症状（捻挫・打ち身・腰痛など），後片付けに伴う症状（肩こり・腰痛・疲労など），避難所の生活に伴う症状（疲労・不眠など）といった，災害に伴う身体的，および精神的な症状がみられ，これらは鍼灸治療の適応といえます．その後アムダは，京都府福知山豪雨水害（2014 年 8 月），広島県大規模土砂災害（2014 年 8 月），熊本地震（2016 年 4 月），西日本豪雨災害（2018 年 7 月），台風 19 号による豪雨水害（2019 年 10 月）などで，鍼灸支援活動を行い，多くの被災された方々に治療を行ってきました．また，2020 年 7 月の豪雨により球磨川が氾濫した際には，新型ウイルスの感染が広がる中での活動でした．避難所内の感染対策のルール作りのために専門医を派遣し，手指消毒やマスクの着用，患者移動の動線確保，治療時間の設定，シーツやタオルは患者ごとに替える，などを行うことを徹底しました.

　アムダの活動は多くのパートナーシップの上で成り立ち，横断的な支援活動を展開するため，様々な団体や組織と協力協定（MOU）の締結を推進しています．鍼灸業界や教育機関との協力協定も増え，災害時の人的支援をしていただいています.

　また，近年は按摩・指圧・マッサージ，また柔道整復といった，東洋医療技術全般を導入しています．漢方の導入も検討課題です．西洋・東洋の両医学を災害支援に用いることはとても意義深いことで，被災された方々に貢献できることとなります．いわゆる「統合医療」を災害において実践してきた経験から明らかなのは，災

害時に関わる全ての職種の方々との他（多）職種連携，医療連携が必要だということです．災害時でも日常においてでも，その備えを十分にすることが大事で，その結果，災害時の円滑な活動に繋がります．アムダは鍼灸のみの団体ではありませんので，さまざまなパートナーシップのもとで，さらに統合医療を災害時に導入していきます．

〈今井賢治〉

JCOPY 498-06932

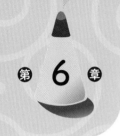

第6章　そもそも鍼とは

Q44　一般的な鍼の長さや太さを教えてください.

A44　日本国内で使用する鍼の長さは 7 ～ 90 mm，太さ（線径）は 0.10 ～ 0.30 mm が主流となっています 図44-1.

　ただし，体型，刺激部位，目的とする刺激深度や強度により使い分けられます.

　例えば，顔面部であれば細く短い鍼が，臀部であれば長くやや太めの鍼が使われることが多いです.

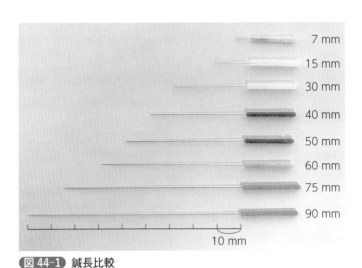

7 mm
15 mm
30 mm
40 mm
50 mm
60 mm
75 mm
90 mm

10 mm

図44-1 鍼長比較

〈西村直也　寺澤佳洋〉

鍼の素材を教えてください.

A45 | 鍼の素材はステンレス製が主流で, その他, 金や銀があります.

　素材により柔軟性・弾力性が異なり, 治療部位や治療スタイルで選択されることが多いです.

　国内で流通している鍼は日本工業規格 JIS. T 9301: 2016 に適合するものです.

〈西村直也　寺澤佳洋〉

鍼の先端はどのようになっていますか?

A46 | 注射針は先端が鋭利にカットされていますが鍼灸針は尖った形状になっています.

　製造メーカーによっては鍼先の先端に丸みをもたせている製品もあります.

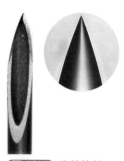

図 46-1 先端比較

左から, 注射針, 鍼灸針

〈西村直也　寺澤佳洋〉

Q47 鍼の衛生管理はどのようにしていますか?

A47 ほとんどの鍼灸院はディスポーザブル鍼を使用しています.

現在，使用される鍼の主流は単回使用鍼です.

ほとんどの鍼灸院はディスポーザブル鍼を使用しています.

ディスポーザブル鍼は，エチレンオキサイドガス/ガンマ線滅菌などにより滅菌されており，1回使用ごとに廃棄されます.

心配なことや不安なことがあれば，事前に治療院に問い合わせていただき使用する鍼や感染予防策について確認していただくことをお勧めします.

〈西村直也　寺澤佳洋〉

Q48 鍼の打ち方に関して教えてください.

A48 日本では主に，管を用いて鍼を打つ「管鍼法（かんしんほう）」が用いられています.

日本において最も広く用いられている刺鍼法は，鍼と管（鍼管）を用いた管鍼法です. 日本の鍼は痛みなく刺せるように非常に細い形状をしています（→ Q44～46）.鍼管は細い鍼を簡便に，かつ身体に刺入しやすくするために重要な役割を果たします.また，日本の鍼灸師には視覚に障がいを持つ者もおり，管鍼法を用いることで安全に施術することができます.管鍼法は江戸時代初期に杉山和一（すぎやまわいち）（→ Q87）によって考案されたといわれており，杉山和一自身も視覚に障がいがあったといわれています.一方，**中国などでは，鍼管を使用せずに鍼を直接刺す撚鍼法（ねんしんほう）**（注射のように押し入れるようなイメージ）が主流で，日本に比べて太い鍼が用いられています.

日本の鍼灸学校教育で行われいる管鍼法について詳しく説明していきます[1,2].

鍼を操作する利き手側を刺手とよび，鍼管を支える土台となる非利き手側を押手とよびます．以下に鍼を刺す手順を説明します．

①鍼を刺す部位をアルコール綿などで消毒します．

②押手側の示指の指頭で刺鍼部位を上下左右や回転するように押圧します（前揉法）図 48-1a．

③前揉法ができたら押手側の母指と示指の指頭を合わせ，他の3指は開くようにして手掌面を皮膚に密着させて固定します．その状態で母指と示指の間に鍼管を割り込ませ，皮膚と密着させて垂直にして把持します図 48-1b．

④鍼管は鍼よりも短いため，刺鍼部位に押手で鍼を固定した状態にすると鍼管から鍼柄（鍼の頭側の部分）が出ます．この出ている部分を刺手の人差し指の指腹でリズミカルに叩いて鍼を刺入します（切皮）図 48-1c．

⑤切皮ができたら押手はそのままにして刺手で鍼管を抜き，中〜小指で鍼管を保持します．

⑥刺手の母指と示指で鍼を把持し，目的とする深さまで刺し入れます（刺入）図 48-1d．

目的とする深さまでそのまま鍼を刺入することもありますが，刺入時や刺入後の鍼に操作を加えることもあります表 48-1．

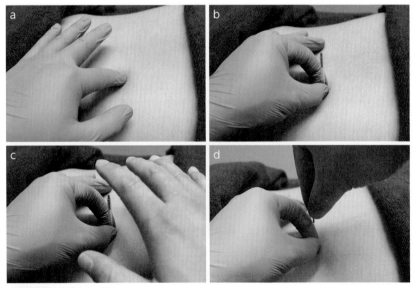

図 48-1 刺鍼の手順

JCOPY 498-06932

表 48-1 代表的な鍼の操作法

名称	内容
雀啄術 (じゃくたくじゅつ)	鍼を細かく上下に動かす
旋撚術 (せんねんじゅつ)	鍼を左右に交互に捻る
回旋術 (かいせんじゅつ)	鍼を左または右の一方向に回転させる

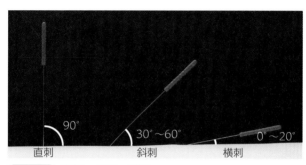

90°　直刺　　30°〜60°　斜刺　　0°〜20°　横刺

図 48-2 直刺・斜刺・横刺

　また身体の部位や治療目的によっては，真っ直ぐ刺す（直刺）だけではなく斜め（斜刺）や皮膚面に対して水平（横刺）に鍼を刺すこともあります **図 48-2**．

◆ 文献 ◆

1) 形井秀一．現行刺鍼の方法．In: 矢野忠，他編．図解鍼灸療法技術ガイド I．東京：文光堂；2012．p.27-32．
2) 尾崎昭弘．図解鍼灸臨床手技マニュアル．2版．東京：医歯薬出版；2012．p.37-51．

〈吉田行宏〉

Q49 古代九鍼（きゅうしん）について教えてください．

A49　九鍼とは今から約２千年以上前の中国（春秋・戦国時代）において用いられていた鍼具のことです．**図 49-1** で示すように９種類あります．

　中国で最も古い医学書である「黄帝内経霊枢（こうていだいけいれいすう）」[*1] の「九鍼十二原篇」に詳細が記

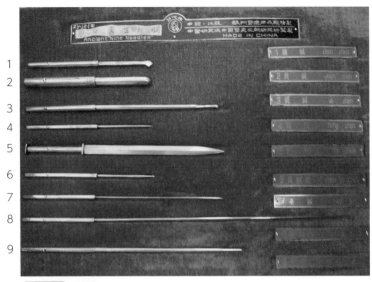

図49-1 九鍼

上から，1. 鑱鍼（ざんしん），2. 円鍼（えんしん），3. 鍉鍼（ていしん），4. 鋒鍼（ほうしん），5. 鈹鍼（はしん，ひしん），6. 円利鍼（えんりしん），7. 毫鍼（ごうしん），8. 長鍼（ちょうしん），9. 大鍼（だいしん）

載されています．現在の鍼（→ Q44 〜 46）の多くは九鍼から発展したものです．

　臨床の場で最も多く使用されている鍼の原型は古代九鍼の「毫鍼」です．「毫鍼」は鍼が細く鍼尖（鍼先）が尖っているために，皮膚や筋肉に刺入しやすく，置鍼（刺入した鍼をしばらくそのまま置いておくこと）しやすいという特徴があります．

　小児はり（→ Q19）では皮膚の接触・摩擦を目的に古代九鍼の「鍉鍼」や「円鍼」がよく用いられます．「鍉鍼」は鍼先が黍や粟の実のように丸く尖っていて，経穴を按圧（上から下に押して圧力をかけること）して気の流れを良くするために用います．現在ではさまざまな形状の「鍉鍼」が開発され，経絡治療や耳鍼（→ Q55）にも応用されています．「円鍼」も鍼尖は卵形で皮膚の擦過や圧迫を目的としています．

注）＊1 紀元前 200 年から 220 年頃にかけて編纂されたとされる中国最古の医学書

〈木村研一〉

JCOPY 498-06932

Q 50 — 電気を流す鍼があると聞いたのですが.

A50 鍼に電気を流す治療方法を「低周波鍼通電療法」とよび，単に「鍼通電」と表現されることもあります.

　身体に鍼を刺入し，それを電極として専用の機器（鍼電極低周波治療器）から電気を流す治療法です．痛みやしびれに対する治療や，筋肉の緊張が強い場合，自律神経を介して治療効果を得たい場合に用いられます[1,2]．

　鍼通電には鍼と鍼電極低周波治療器を使用します（図50-1）．鍼電極低周波治療器にはさまざまな種類がありますが，基本的には**刺激周波数**と**刺激時間**を設定し，刺激量（電流量）を手動で上げていく構造になっています．鍼電極低周波治療器は電食によって鍼が折れないように，刺激波形には非対称両極パルス波が用いられています．また最新の機器では人体に流れている電流量を実測し，生体の抵抗変化に影響を受けずに安定して鍼通電ができるものや，パルス幅や波形を変更できるものも発売されており，さまざまな症状に効果的な鍼通電ができるようになっています．

　実際の鍼通電は，経穴や筋，神経の近傍，反応点（圧診点やトリガーポイント）などに鍼を2本刺入し，鍼電極低周波治療器に繋がれたコードのクリップで鍼を挟みます（図50-2）．刺激周波数と刺激時間を決定し，徐々に刺激を上げた後に10〜30分間刺激を続けます．刺激周波数は1〜100Hzの中で目的に応じて設定し，鍼

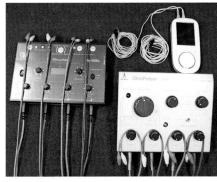

図50-1 鍼電極低周波治療器

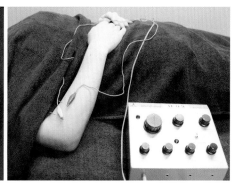

図50-2 低周波鍼通電療法

を刺入する部位や刺激時間は症状や治療目的によって決定しています.

◆ 文献 ◆
1) 伊藤和憲. 各種疼痛に対する様々な治療法 鍼灸. 臨床と研究. 2020; 97: 84-8.
2) 谷口博志, 今井賢治, 谷口授, 他. 鍼刺激による循環動態・胃運動・男性生殖器に対する体性
  ―自律神経反射を介した機能調節. 東京有明医療大学雑誌. 2017; 9: 1-7.

〈吉田行宏〉

Q51 お灸をつけた鍼を見たことがあるんですが.

A51 | 灸頭鍼（きゅうとうしん）とよばれる治療法です.

鍼の上にお灸（モグサ）を載せる治療法を**灸頭鍼**とよびます[1,2].**鍼の刺激とモグサの燃焼による輻射熱の刺激を同時に生体に与えることができる治療法**です.灸頭鍼は心地よい温熱刺激が加わるため,臨床的には筋肉の緊張緩和や循環の改善,四肢の冷えなどに対して施術されています.使用する道具は鍼とモグサですが,ここで用いる鍼は鍼柄が金属（ステンレス）のものを使用します.鍼治療に用いる鍼は,鍼柄がプラスチックのものと金属のものがあり,灸頭鍼は鍼柄にモグサの球（艾球（がいきゅう））を載せて火をつけるため,鍼柄がプラスチックだと溶けてしまい危険なので金属のものを使用します.

鍼の長さは皮膚と艾球の距離を確保するために50 mm以上のものを使用することが一般的です.使用するモグサは燃焼温度が比較的高くまとまりやすい中級（中精製）～上級品（高精製）が用いられます.このモグサを直径約2 cm,重さ0.5 gの球形になるように形状を整え,刺鍼した鍼の鍼柄部分に刺し込む,または2つに割ってから挟み込むようにして装着します**図51-1**.艾球に点火すると徐々に燃え広がり,輻射熱により皮膚が温められます.症状によってはこれを数回繰り返すこともあります.

灸頭鍼は皮膚の上でモグサを燃焼させます.灸頭鍼の艾球は燃焼中に約600℃に達するため[3],万が一艾球が落下すると熱傷（やけど）を起こしてしまいます.それを防ぐために,鍼柄に取り付ける専用の灸頭鍼用キャップや,モグサをまとめて

JCOPY 498-06932

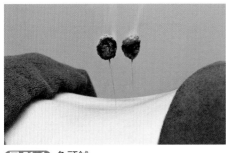

図 51-1 灸頭鍼

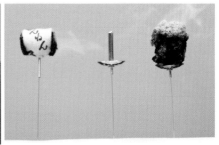

図 51-2 切りモグサと灸頭鍼用キャップ

和紙で包み，真ん中に鍼柄を刺す穴が空いている切りモグサを用いることもあります**図 51-2**．もちろん鍼灸師は艾球を落下させることのないようにトレーニングを行ったうえで灸頭鍼を患者に施術しているので安心してください．

◆ 文献 ◆
1) 川本正純．灸頭鍼法．In: 矢野忠，他編．図解鍼灸療法技術ガイドⅠ．東京: 文光堂; 2012. p.109-12.
2) 尾崎昭弘．図解鍼灸臨床手技マニュアル．2 版．東京: 医歯薬出版; 2012. p.42-3.
3) 長岡里美，新原寿志，日野こころ，他．灸頭鍼における艾球の中心温度と落下地点の温度．全日本鍼灸学会雑誌．2013; 63: 167-75.

〈吉田行宏〉

Q52 刺さない鍼もあるんですか？

A52 | 通常の刺入する鍼と違い，皮膚に触れることで施術を行う鍼があり，以下の3つが代表例です．

鍉鍼由来のもの

　刺さない鍼の起源として，「鍉鍼」という，刺さずに皮膚にふれることで施術する鍼があります．数千年前に編纂された中国最古の医学書「黄帝内経」の中の，当時の鍼の分類一覧である古代九鍼（→ Q49）にみられます．当時の形状は棒状で先がやや尖っており，気血の流れが滞った時に使用すると記されています．

現在では，さまざまな形状のものなどが多く制作され，素材も金や銀製のものから数千年前には存在しなかったステンレスやチタンでできているものもあります **図 52-1**.

　施術の方法には，経穴や対象部位に触れる，按圧する，撫でるなどの方法がありますが，正式な鍉鍼の用い方や施術方法など，口伝や家庭的な伝承をしているものが多く，大部分が失伝してしまい，個々の施術者によって使用法が異なるのが現状です．また鍼灸器具製造業者らにより複数の種類の鍉鍼が販売されていますが，使用方法に関しては，術者に依存している状態です．

　ただし，現代では鍉鍼のみで施術を完結する術式やその書籍も発売され，その認識も古代のものとは変化し，痛みがなく危険性も少ないことから多くの治療院で用いられはじめています．欧米アジア諸国でも人気が高まり海外に招聘された日本人による講習会は人気があります．

打鍼術

　江戸時代に日本で開発された主に腹部に用いる「打鍼術」の中には，鍼先が丸い形状の鍼に小槌で打つという方法があり，こちらも刺さない鍼の1つとして考えら

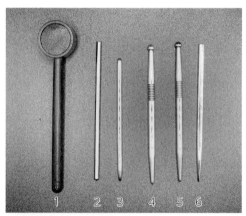

図 52-1 現代の鍉鍼

左から，1. 神戸源蔵鍼作所（打鍼用槌 四世 神戸源蔵制作），2. 正和堂（打鍼 龍睡 チタン製），3. 青木実意商店（鍉鍼 金製），4. 青木実意商店（船水モデル さざなみ銀製），5. 青木実意商店（船水モデル さざなみ金製），6. 前田豊吉商店（スクエア鍉鍼 銀製）

JCOPY 498-06932

れます.

小児はり

　小児に用いる「小児はり」も危険が少なく，刺激の強弱をつけやすいことから刺さない鍼が用いられています．最も普及しているイチョウ型からローラー鍼まであり，素材も銅が最も多いですが，形状などに合わせステンレスからディスポーザブル用の樹脂製までさまざまなものがあります（→ Q19, 20, 68）.

◆ 文献 ◆
1) 船水隆広．てい鍼テクニック—船水隆広の TST．医道の日本社：2020.
2) 武田充史，石山良平．打鍼術における鍼具の形状および手技に関する考察．鈴鹿医療科学大学紀要．2016; 23: 49-53.

〈船水隆広〉

Q53 ドライ・ニードリングって何ですか？

A53 ドライ・ニードリング（dry needling）は，主に欧米で用いられる用語です．西洋医学的な考え方にもとづくトリガーポイントへの刺針（刺鍼）ですが，今日ではほとんど鍼灸針を用いますので，少なくとも日本国内では鍼灸針を用いる限り鍼治療の方式のひとつとされています．

　欧米では 1940 年代に，薬物などの液体を注射しなくても注射針を刺しただけで鎮痛効果があることが報告され，ドライ・ニードリングとよばれるようになりました．1950 年代に筋筋膜トリガーポイントに対して用いると有効とされ，この言葉が定着しましたが，当時は皮下注射針が使われていました．1980 年頃から，安全で出血や内出血が少ないという理由でドライ・ニードリングには鍼灸針が使われるようになり，2000 年頃からは鍼灸針の使用が一般的になりました[1,2].

　米国の理学療法士の団体は，「ドライ・ニードリングのターゲットは経穴ではなく筋筋膜トリガーポイントであり，この手法は理学療法士が疼痛や運動機能障害を治療するために行うテクニック，すなわち現代西洋医学の一部である」と主張して

います．その背景には，ドライ・ニードリングが鍼治療であれば違法だが，鍼治療とは異なる理学療法の一手法であれば合法という事情があります．当然ながら米国の鍼灸師や鍼を使う医師の団体は，「ドライ・ニードリングは鍼治療であり，理学療法士その他の医療職が扱える範囲のものではなく，専門的な教育と臨床研修が不足しているので危険である」と反論しています．このような確執はカナダやオーストラリアでも生じており，またカイロプラクターの行うドライ・ニードリングについても同じ論争が起きています[3,4]．

日本では，経絡や経穴のことを考慮しないでコリや疼痛の部位に刺鍼したり，解剖学にもとづいて筋や神経をターゲットに刺鍼したりする場合も当然「鍼治療」とよびます．もちろん，トリガーポイントに刺す場合も「トリガーポイント刺鍼」という鍼治療の一種という認識です[4]．国内の診療ガイドラインには，海外の文献にもとづきドライ・ニードリングは鍼治療と異なるものであるといった説明がなされているものもありますが，実は上記のように手法や理論とは別の事情が存在するのです．

いわゆるドライ・ニードリングに相当するトリガーポイント刺鍼の具体的な手法については，成書[5]がありますのでそちらをご参照ください．

◆ 文献 ◆
1) Paulett JD. Low back pain. Lancet. 1947；2：272-6.
2) Zhu H, Most H. Dry needling is one type of acupuncture. Med Acupunct. 2016；28：19.
3) Ijaz N, Boon H. Evaluating the international standards gap for the use of acupuncture needles by physiotherapists and chiropractors：a policy analysis. PLoS One. 2019；14：e0226601.
4) 山下仁．ドライ・ニードリング．In：速修現代臨床鍼灸学エッセンス．神奈川：錦房；2020．p.105-6.
5) 伊藤和憲．はじめてのトリガーポイント鍼治療．神奈川：医道の日本社；2009.

〈山下 仁〉

Q54 スポーツ選手が首や肩に貼る鍼を使っているのを見ました．あれも鍼なのでしょうか？

A54 | 円皮鍼という貼る鍼があります．

JCOPY 498-06932

円皮鍼は円形の医療用粘着テープの中心に太さ 0.11 ～ 0.20 mm，長さ 0.3 ～ 1.5 mm の小さな鍼がついたものになります（図 54-1）.

安全性の観点から，テープから鍼が外れない構造の製品もあります.

またスポーツに関連した研究も実施されており，運動によって生じる筋疲労の回復が促進され，持久性が向上する結果[1] や運動後の筋肉痛が抑制された[2] 報告もされています.

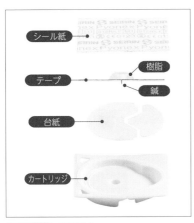
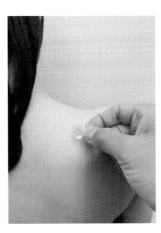

図 54-1 円皮鍼

（左: セイリン株式会社ホームページより. https://www.seirin.jp/backnumber/20200616/2889/）

◆ 文献 ◆

1）ランダム化比較試験による筋疲労の回復に及ぼす円皮鍼の効果【→ QR コード】

2）トライアスロン競技後の筋肉痛に及ぼす円皮鍼の効果【→ QR コード】

〈西村直也　寺澤佳洋〉

Q55 耳鍼について教えてください.

A55 | 耳鍼とは耳にあるツボ（耳穴）を刺激する治療法です.

　1990 年にリヨンで開催された WHO（世界保健機関）の会議で 43 個の耳穴が標準穴と定められました．現在では接触鍼である**鍉鍼**で耳穴を圧迫したり，耳穴に**粒鍼**といわれる金属の粒を貼付したりする治療も行われています．鍼の刺入による痛みもありませんし，簡便に行うことができることが利点です．現在，耳鍼は，腰痛，頭痛，肥満，高血圧，便秘，うつ病，不眠症などさまざまな疾患や症状に対して用いられています．通常の鍼灸治療に併用して用いられることもあります．古代ギリシアの医師であるヒポクラテスの著書に「彼らは乗馬のために関節に慢性の炎症を生じている．……この疾患の初期にあっては，左右の耳の後ろの血管を切るのである」という記載が残っています．

　このように，耳鍼のルーツについてはさまざまな説がありますが，一般的に用いられている耳鍼を体系化したのはフランスの医師ポール・ノジェです．1950 年代に氏はフランス南東部のリヨンという都市で整形外科医として開業していました．そして，日々の臨床の中で，複数の患者の耳介対耳輪に焼灼した瘢痕があるのを見つけたことが事の始まりと伝えられています．実は，これは当時行われていた坐骨神経痛に対する地中海沿岸に伝わる民間療法の痕でした．このことに発想を得たノジェは，この部位に治療を行い鎮痛効果が得られることに着目しました．さらに，耳介刺激の研究と臨床を重ねて「耳介の人体投影説」を提唱しました．この説では手足や内臓器官が耳介の中に人体をさかさまにした状態で配置されています．ノジェは身体のどこかに異常があると耳介の特定のポイント（耳穴）に圧痛を感じたり，電気抵抗が変化したりする現象を確認し，そこを治療ポイントとして鍼治療を行いました．

　なぜ，耳鍼に効果があるかという点についてですが，耳介には豊富な感覚神経が分布するとされ，これらの神経を介して脳の中の鎮痛機構が作動する．あるいは自律神経を介した内臓機能の改善が起こることなどが機序として考えられています．

〈木村研一〉

JCOPY 498-06932

そもそも灸とは

Q56 お灸って何からできているんですか?

A56 お灸はモグサからできていて，モグサはヨモギからつくられます．

　お灸は**モグサ**であり，**ヨモギ**であるといえます．ヨモギはキク科の多年草で，あらゆるところで自生繁茂します 図 56-1 ．世界では約 250 種，日本では約 30 種あるといわれています[1]．

ヨモギからモグサになるまで[2]

1) 成長したヨモギを 7 〜 8 月に摘み取ります．摘み取ったヨモギの葉を天日乾燥します．カラカラに乾いた乾燥ヨモギを俵に入れ，風通しが良く湿気の少ない場所で保管します．

2) 日本では冬（11 月頃から）がモグサ製造の本番です．乾燥ヨモギをさらに火力乾燥にかけ，葉の含水率を 5 〜 1%まで落とします．

3) 火力乾燥後，**石臼**にかけて粉砕，分離します．ヨモギの葉表（葉肉，葉脈），葉柄，茎を粉砕したり，ヨモギの葉表から葉裏の白い毛**毛茸** 図 56-2 を引き剥がしたりして分離します．**温灸用モグサ**は一番臼（荒びき臼），二番臼まで．**点灸用モグサ**は三番臼（仕上げ臼）までかけます 図 56-3 ．

4) 次に**長通し**にかけます．竹で編んだ簀や金網を円筒形にした篩を回転させ，モグサを送り込みます．葉表（葉肉，葉脈），葉柄，茎は簀の隙間から落ち，軽い**毛茸**が篩の上に残ります．繰り返し**長通し**にモグサを通すことで**毛茸**の比率を高くして精製します 図 56-4 ．

5) さらに精製するために**唐箕**にかけます．竹で編んだ簀を巻いたドラムの中で羽

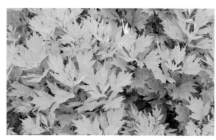

図 56-1 ヨモギ

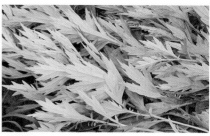

図 56-2 ヨモギの葉裏：毛茸によって白っぽくみえる

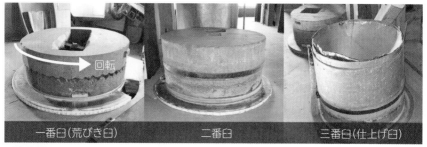

一番臼(荒びき臼) 二番臼 三番臼(仕上げ臼)

図 56-3 石臼による粉砕，分離

((有) 佐藤竹右衛門商店 提供)

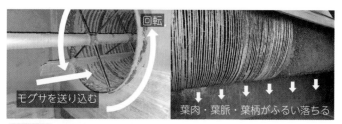

回転

モグサを送り込む

葉肉・葉脈・葉柄がふるい落ちる

図 56-4 長通しによる精製

((有) 佐藤竹右衛門商店 提供)

　根車が回転します．回転する羽根板でモグサを叩打し，風力と遠心力によって**毛茸**表面の細かい付着物を吹き飛ばして取り除きます**図 56-5**．長時間**唐箕**にかけることでより純粋な**毛茸**となり，高精製のモグサができ上がります．

　モグサの種別は大きく**点灸用モグサ**，**温灸用モグサ**に分けられ，その用途に適する精製度のモグサを選別します．精製度とは，原料となる火力乾燥したヨモギに対

JCOPY 498-06932

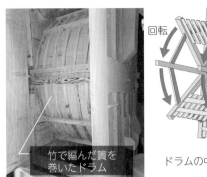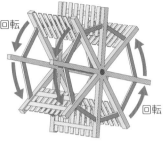

回転

回転

竹で編んだ簀を
巻いたドラム

ドラムの中で回転する羽根車

図 56-5 唐簀によるさらなる精製

（左：（有）佐藤竹右衛門商店 提供）

表 56-1 モグサの種別と性質

種別	点灸用モグサ	温灸用モグサ
性質	毛茸が綿のように絡み合い，空気を多く含むため，着火後速かに燃焼します．微量のモグサで，糸状，粒状など指先での微小な成形が容易にできます．主に直接灸（→ Q57）に用いられます．	モグサに葉表（葉肉，葉脈），葉柄，茎が含まれるため，着火後ゆっくり燃焼します．高い燃焼温度と長い燃焼時間で，熱量を多く必要とする施灸法，主に間接灸（→ Q57）に用いられます．
精製度※	3 ～ 7%	10 ～ 30%
色・明るさ	淡黄色・明るい	緑茶色・暗い

※原料である乾燥ヨモギから毛茸以外の葉を取り除いて残った割合.

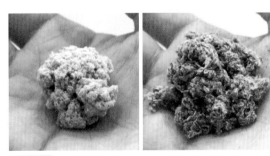

図 56-6 点灸用モグサ（左）と温灸用モグサ（右）

して，でき上がったモグサの質量比です．ヨモギから毛茸以外の葉表や茎をふるい落としていく工程を繰り返すことで，低精製度〜中精製度〜高精製度へと毛茸の純度が高くなっていきます．

高精製度（3〜7%）モグサは**点灸用モグサ**として，主に直接灸（→ Q57）で用いられます．中〜低精製度（10〜30%）モグサは**温灸用モグサ**として，主に間接灸（→ Q57）で用いられます 表56-1 図56-6．

◆ 文献 ◆
1）松本毅，本間雄二，山崎優子，他．日本の灸療法に適した国内産ヨモギの選抜―葉面積を指標とした1次選抜．日本東洋医学雑誌．2012；63：181-4.
2）形井秀一，松本毅．日本のモグサ製造の現状について―モグサ製造業者へのアンケート調査．日本東洋医学雑誌．2015；66：140-6.

〈小泉洋一　寺澤佳洋〉

お灸の種類について教えてください．

A57 ┃ 治療目的に合わせ，モグサの形状を変えたり，器具を併用したりして種々さまざまなお灸があります．

　歴史的には紀元前からお灸についての記録が見られ，さまざまなお灸の種類があります．ここでは代表的なものをご紹介いたします．

　お灸をすえることを**施灸**（せきゅう）といいます．お灸は伝統医学的な治療法として日本のみならず，中国，韓国など東アジアで実施されています．お灸というと「熱い」「痕が残る」イメージがある方も多いと思いますが，世界的には「熱くない」「痕が残らない」お灸が主流です．施灸方法によって**直接灸**（direct moxibustion），**間接灸**（indirect moxibustion）に分けられます．

　また，熱源にモグサを使わない**代用灸**もあります．

1．直接灸

　モグサを皮膚に直接おいて施灸をします．主にツボを点（point）として捉える灸法に使われることから「点灸用モグサ（→ Q56）」を使用します．

　直接灸に用いるモグサの形状と大きさは，熱を当てる皮膚面積，必要な熱量に合わせ，施術者の指先で調節します．モグサの大きさに合わせ，大豆大（だいずだい），小豆大（あずきだい），米粒大（べいりゅうだい），半米粒大（はんべいりゅうだい），ゴマ粒大，と言います 図57-1．1つ1つ指先で捻りだすモグ

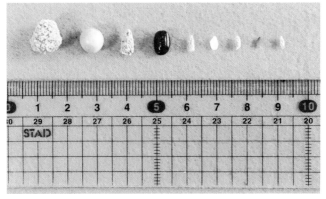

図 57-1 直接灸に用いるモグサの形状と大きさ

左から，大豆大モグサ，大豆，小豆大モグサ，小豆，米粒大モグサ，米，
半米粒大モグサ，ゴマ，ゴマ粒大モグサ
※ 糸状大は木綿糸程度

サを**艾炷**，ツボにモグサを置くことを**艾炷を立てる**といいます．モグサを数える単位を**壮**といい，同じツボへ艾炷を3回繰り返しすえると**3壮すえた**といいます．

透熱灸

皮膚に置いたモグサをすべて燃やします．火傷をさせることを「焼き切る」といい，火が直接，皮膚に触れますので，熱い，火傷をする，痕が残る特徴がありますが，施術者の技量によって熱を心地よく感じるようにすえることもできます．モグサの形状は米粒大〜ゴマ粒大〜糸状大に調節します **図 57-2**．

知熱灸

火が皮膚に到達する前にモグサを取り除きます．皮膚で熱を感じたら，施術者がすばやくモグサを取り除きます．モグサの形状と大きさは，大豆大〜糸状大に調節します．

○分灸

火が皮膚に到達する前にモグサを消火，もしくは取り除きます．モグサを8割燃焼させた場合**八分灸**，6割燃焼させた場合**六分灸**といいます．前述の知熱灸に含まれます．

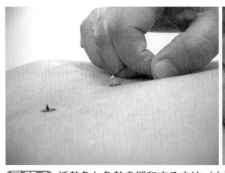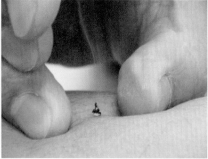

図 57-2 透熱灸と灸熱を緩和する方法（右）

（愛媛県立中央病院鍼灸治療室 提供）

糸状灸

モグサを糸状にしてすえるので，とくに糸状灸といいます．

2. 間接灸

モグサを皮膚に直接置かず，間接的に施灸をします．ツボを面（surface）として捉え，温かい感覚を引き出す施灸法から**温灸**ともいわれています．**温灸用モグサ**（→ Q56）を使用します．

直接灸につきものの，熱い，火傷をする，痕が残る，を回避するために，工夫，考案された灸法です．

最近は，住宅の高気密化，集合化，高層化による影響や，燃焼に伴う煙，においの発生を敬遠する傾向があり，モグサを炭加工するなどした熱源による微煙，無煙のお灸に対する需要が高まっています．

台座灸

紙を積層して作られた台座に，紙で巻いたモグサを取付けた構造で，モグサが皮膚に直接触れません．台座の中心にモグサの燃焼熱が皮膚に伝わるための穴が開いています．台座底面のシールを剥がし，モグサへ点火後，皮膚に貼りつけて施灸します**図 57-3 〜 6**．台座の厚みを変えて温熱の強弱を調整することができます．

円筒灸

厚紙で作られた円筒にモグサを詰めた構造です．施灸時に，モグサを筒から押し

JCOPY 498-06932

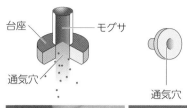

台座　　　モグサ

通気穴

通気穴

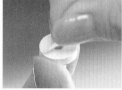
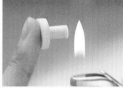
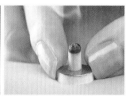

①はがす
台座のウラの薄紙をはがす.

②火をつける
巻きモグサに火をつける.

③貼る
火がついたらツボにすえる.

図 57-3 台座灸のしくみ（上）と台座灸の使い方（下）

紙パルプの台座の通気穴から温熱がツボに浸透する（上）.

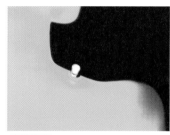
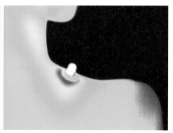

図 57-4 サーモグラフィで見る温熱のひろがり方

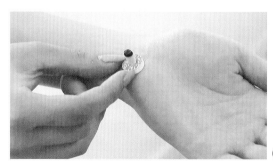

図 57-5 台座灸

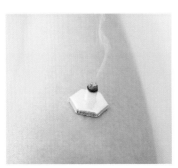

図 57-6 台座灸

((株) 山正 提供)

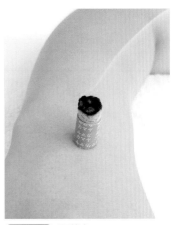

図 57-7 円筒灸

((株) 釜屋もぐさ 提供)

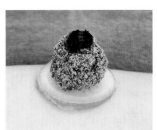

図 57-8 ショウガ灸

出した後，皮膚に貼りつけて点火します**図 57-7**．モグサと皮膚の間に空間があるため，モグサの燃焼熱が直接皮膚に触れずに温まります．

隔物灸

　モグサと皮膚を隔てるためにショウガ，ニンニクのスライスや，味噌，塩などを皮膚に置き，その上にモグサを置いて施灸をします**図 57-8**．特別な器具を用意せずとも，火傷をつくらず，気持ちのよい程度の温熱で施灸ができます．家庭の知恵ともいえる施灸法です．

棒灸

　モグサを紙で巻き棒状にした棒モグサの一端に点火し，モグサの燃焼熱（輻射熱）を皮膚にかざして施灸します．棒モグサの燃焼部を皮膚から離したり，近づけたり

JCOPY 498-06932

して温熱の強弱を調整します．セルフケア用の補助器具を使い，手の届かない部位を施灸することもできます．

灸頭鍼

ツボへ刺した鍼の上端（鍼丙^{しんぺい}）にモグサをつけて燃焼させます．輻射熱によって温まり，鍼と灸による相乗効果を目的とする灸法です（→ Q51）．

3. その他の灸法

無煙灸

主にヨモギやモグサを原料に炭化した燃焼材を，お灸の熱源とします（図 57-9, 10）．間接灸の台座灸，円筒灸，棒灸，灸頭鍼に使われ，モグサの代用とします．最近，物を燃やす機会がなくなり，公共空間，施設での禁煙化，高気密性住宅の増加，集合住宅の高層化など，社会環境の変化によって煙を敬遠する傾向を反映したものです．

代用灸

化学的，薬理的，電気的に皮膚の生理的反応を引き出し，灸と同様の効果を期待するものです．

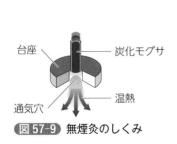

台座　　　炭化モグサ
通気穴　　　温熱

図 57-9　無煙灸のしくみ

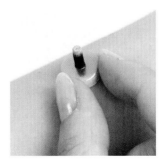

図 57-10　無煙灸

〈小泉洋一　寺澤佳洋〉

JCOPY 498-06932

お灸って熱いんですか?

A58　熱いお灸もありますが，現在は温かいお灸が主流です．

　一般的なお灸とは，熱が肌に伝わることで生理的な反応が起こり，さまざまな機能を賦活して症状の緩和をはかります．

　熱とは**エネルギーの移動形態**です．熱は温度が高いところから低いところへ流れます．お灸は，モグサに火をつけ，高温の燃焼熱が低温の皮膚へエネルギー移動する熱の特徴を利用するものです．

　温かいと感じる程度の皮膚温は，施灸による熱源と皮膚面の温度差がある状態，**皮膚温が43℃になると，熱い，痛い，**と感じ皮膚組織が熱によって侵害され火傷が生じます．

　皮膚の温度感受性では，皮膚温が一定の速度で変化していると温かさを感じますが，温度変化が遅いと温かさを感じることができません．また，皮膚温が30〜36℃（無関帯）だとすぐに温度に順応してしまい温かさを感じなくなります[1]．

　いわゆるツボとは体の異常を反映して皮膚に異常が生じているポイントです．正常な皮膚では皮膚の温度感受性に従って温度を感じることができますが，ツボでは温度変化が遅いため温かさを感じないことが多くみられます．

　皮膚に異常が起きているポイント＝ツボへ，皮膚の温度感受性に従って熱を伝えることができれば，いきなり熱いという感覚は起きません．

　直接灸はツボの範囲に合わせて皮膚に触れるモグサの底面積を変え，皮膚にあたる熱の範囲をコントロールします 図58-1 ．施灸がうまいとはツボに合わせてモグサの形状や量を適切，適当に変えて，皮膚への熱の伝わり方を自由自在に操ることができることをいいます．

　間接灸も同様，ツボの範囲，表皮からの深さに合わせて灸法を選ぶ必要があります．直接灸も間接灸も，ツボに合わせて熱をあてることができれば，心地よい，気持ち良い熱感を得ることができます．

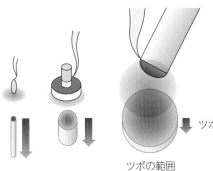

↓ ツボの深さ **図 58-1** ツボの範囲に合わせて
お灸の方法を選択する

ツボの範囲

左から，点灸，台座灸，棒灸

1. 施灸温度のコントロールについて

直接灸（透熱灸・知熱灸・○分灸・糸状灸）

　現在では，直接灸であっても**火傷をつくらない，心地よい熱感**が要求されます．精製度の高いモグサ，少量のモグサを柔らかくひねる技術，灸熱を緩和し，灸痕を作らない施灸術の習得が推奨されています．

間接灸（台座灸・円筒灸・棒灸・無煙灸）

　灸施術の臨床だけでなく，家庭でのセルフケアとしての需要が高いため，**火傷をつくらない，心地よい熱感**とあわせて，**安全性**が要求されます．台座灸，円筒灸ともモグサと皮膚面との距離を調整することによって施灸温度の高低を調整します．

　間接灸は世界的な需要があるため，国際標準化機構 ISO において，**灸機器の一般要求事項** ISO18666:2015 Traditional Chinese medicine — General requirements of moxibustion devices ではモグサ精製度，皮膚面施灸温度など，**無煙灸機器の一般要求事項** ISO 21366:2019 Traditional Chinese medicine — General requirements for smokeless moxibustion devices　では煙濃度の規格があります．

代用灸（火を使わないお灸）

　火を使わないお灸は発熱剤による温度設定，発熱の持続時間をコントロールします．

2. 施灸法と施灸温度について[2,3] 表 58-1

　直接灸（透熱灸）は火が皮膚に直接触れるため，施灸1回あたりのモグサの燃焼

表 58-1 施灸法と施灸温度

施灸法	燃焼時間	皮膚接触面温度	施灸1回あたり モグサ使用量	皮下温度 上昇持続時間
直接灸 (透熱灸)	数秒	60℃〜	少	短
間接灸 (台座灸・円筒灸)	約5分	〜60℃	多	長

量を少なく，燃焼時間を短くします．1回，2回，3回と連続して施灸することにより，皮下や筋層内では施灸のたびに熱量が累積され最高温度が上昇します[2]．

　一方，**間接灸は皮膚接触面温度が低くても，モグサの燃焼量を多く，燃焼時間を長くする**ことにより，皮下温度の上昇持続時間が長くなります[3]．つまり，皮膚表面の温度が高くなくても，皮内，皮下では温度が累積されることで，生理変化に必要な熱量を得ることができることを示唆しています．

◆ 文献 ◆
1) Schmidt RF.（岩村吉晃，酒田英夫，佐藤昭夫，他訳）．感覚生理学．第2版．京都：金芳堂；1989. p.186-7.
2) 菅田良仁，東家一雄，大西基代，他．艾の燃焼温度と生体内温度変化に関する研究．全日本鍼灸学会雑誌．1988；38：326-9.
3) 菅田良仁，東家一雄，大西基代，他．艾の燃焼温度と生体内温度変化に関する研究（第2報）．全日本鍼灸学会雑誌．1989；39：241-5.

〈小泉洋一　寺澤佳洋〉

Q 59 お灸で効果が出るメカニズムを教えてください．

A59 お灸による作用として，① 温熱作用，② 皮膚から浸透する成分の作用，③ 施灸皮膚組織の再生・修復過程の形態学的変化や微小組織損傷に伴う作用，④ 灸に用いる物質の芳香作用などがあげられています[1]．

①温熱作用

　お灸は温熱刺激を生体に与えますが，温度情報の感受には TRP チャネルが関

わっていると考えられています．TRPチャネルは，1997年にDavid Julius教授（米・カリフォルニア大学サンフランシスコ校）によって世界で初めて遺伝子クローニングされたものですが，そのプロジェクトに携わっていた富永真琴教授（生理学研究所細胞生理研究部門）らによって，痛みセンサーであるTRPV1が温度によっても活性化されることが報告されました[2]．すなわち，世界で初めて温度で開くチャネルが見つかり，温度センサーとして機能するということがわかったのです．

哺乳類では28種類のTRPチャネルのうち，9種類が温度感受性であることが知られています **表 59-1**．

お灸による温熱刺激は大きく分けて，侵害性の熱い刺激と非侵害性の温かい刺激とに分けられます．侵害性の熱い刺激はTRPV1，TRPV2により感受され，前者は感覚神経のうち主に無髄のC線維に，後者は有髄のAδ線維に発現していることが知られています．一方，非侵害性の温かい刺激はTRPV3，TRPV4，TRPM2，TRPM4，TRPM5により感受されます．これらは感覚神経以外での発現が強く，皮膚などの上皮細胞に多く発現していることが報告されています．

感覚神経上のTRPチャネルが活性化されると，温度情報は活動電位に変換されて求心性に脊髄，脳へ送られます．その過程で主に以下の3つの作用が起こると考えられます．

1: 軸索反射を介して，枝分かれした神経末端から神経ペプチド（CGRP，サブスタンスP）が放出され，血管が拡張し，発痛物質が血液に取り込まれ，痛

表 59-1 温度感受性 TRP チャネルの活性化温度と発現部位

受容体	活性化温度閾値	発現部位
TRPV1	43℃ <	感覚神経・脳
TRPV2	52℃ <	感覚神経・脳・脊髄・肺・肝臓・脾臓・大腸・膀胱上皮・筋肉・免疫細胞
TRPV3	32 ～ 39℃ <	皮膚・感覚神経・脳・脊髄・胃・大腸
TRPV4	27 ～ 35℃ <	皮膚・脳・膀胱上皮・腎臓・肺・内耳・血管内皮
TRPM4	warm	心臓・肝臓など
TRPM5		味細胞・膵臓
TRPM2	36℃<	脳・膵臓・免疫細胞など
TRPM8	<25 ～ 28℃	感覚神経・前立腺
TRPA1	<17℃	感覚神経・エンテロクロマフィン細胞

（富永真琴．TRPチャネルと感覚—痛みと温度感覚に焦点をあてて．顕微鏡．2011; 46: 222-6 より改変）

みを緩和する.

2：脊髄を通って上行性に伝えられた温度情報が，脳幹や視床下部を介して，さまざまな調節反応を誘発する（皮膚へのお灸で，内臓機能の調整ができるのもこのためだと考えられている）.

3：大脳辺縁系において心地よさ（快の情動）が生じ，大脳皮質にて「温かい」感覚が生じて，気分を楽にする.

　一方，お灸による温熱刺激は，上皮組織など表層の組織に直接作用して，局所の生理反応を誘発していると考えられます．表皮のケラチノサイトには TRPV3 や TRPV4 が多く発現しており，温度を感知すると ATP を放出して感覚神経に伝えることが報告されています[3]．このことから，皮膚そのもので感知した温度もそのまま神経に伝えらえることがわかっています.

　さらに，"お灸は免疫系を調節する" ことが知られていますが，上皮組織に存在する肥満細胞は TRPV2 を発現していること，マクロファージなどの免疫細胞は TRPM2 を多く発現してその機能に関わっていることが報告されており[4]，お灸と免疫系との関与を考える上では大変興味深いものです.

　以上のことから，いろいろな温度で活性化される TRP チャネルがあり，さまざまな内臓，器官，組織，細胞に発現していますので，お灸の温度により生体に及ぼす反応も異なることが推測されます．このことは，きゅう師がその経験によって，お灸の温度を微妙に調節している可能性を示しています．TRP チャネルの研究によって，お灸の温度刺激による作用機序が明らかになるのではないかと注目を集めています.

② 皮膚から浸透する成分の作用

　モグサを燃やすと独特の芳香が立ち上ります．この香気は，精油に由来し，ヨモギの精油中最も多い香気成分はシネオール（$C_{10}H_{18}O$）であるとされています．ヨモギには多数の精油成分（シネオール，ツヨンなどの他，脂肪酸類，高級脂肪酸炭化水素など）が含まれており，これが皮膚との親和性，可燃性，緩和な温度に関与していること，含有されているポリフェノールが燃焼による酸化的ストレス状態を抑制することが報告されています[1].

JCOPY 498-06932

③ 施灸皮膚組織の再生・修復過程の形態学的変化や微小組織損傷に伴う作用

　施灸は古来，熱傷を生じさせる療法として行われていました．熱傷を受けた皮膚の形態学的変化については，表皮，結合組織，血管や神経組織などの再生過程を観察した詳細な記録がありますが[1]，この過程における神経栄養因子や細胞間情報を伝達するシグナル分子などの役割について今後検討が必要です．

④ 灸に用いる物質の芳香作用

　お灸の匂いを嗅ぐと安心するという意見が多いことから，モグサ燃焼時の芳香によるアロマテラピー効果が考えられています．

◆ 文献 ◆
1) 尾崎昭弘，會澤重勝，戸田静男，他．お灸の研究．全日本鍼灸学会雑誌．2008；58：32-50.
2) Caterina MJ, Schumacher MA, Tominaga M, et al. The capsaicin receptor: a heat-activated ion channel in the pain pathway. Nature. 1997; 389 816-24.
3) Mandadi S, Sokabe T, Shibasaki K, et al TRPV3 in keratinocytes transmits temperatutre information to sensory neurons via ATP. Pflüger Archiv Eur J Physiol. 2009; 458: 1093-102.
4) Kashio M, Sokabe T, Shintaku K, et al Redox signal-mediated sensitization of Transient Receptor Potential Melastatin 2 (TRPM2) to temperature affects macrophage functions. Proc Natl Acad Sci USA. 2012; 109: 6745-50.

〈三村直巳　小泉洋一〉

Q60　お灸で火傷しますか？

A60 　施灸過多など，不適切，間違ったお灸の方法により火傷の恐れがあります．

　現在,医療処置で火傷（化学熱傷を含む）が発生すれば医療過誤と認識されます．火傷は熱傷といい，熱によって皮膚や粘膜に障害が生じます．皮膚障害の程度は接触する熱源の温度と接触時間によって決まります．非常に高温のものであれば短時間の接触でも火傷になる一方で，44℃では3〜4時間，46℃では30分〜1時間，50℃では2〜3分で低温火傷になるといわれています[1]　表60-1．

　鍼灸臨床における有害事象に関するアンケート調査[2]では，意図しない熱傷の原因として，直接灸が皮膚上で転倒した，施灸過多，灸頭鍼のモグサ落下などが多く，

表 60-1 熱傷深度と症状による診断

診断	同義語	所見	治療，治癒期間，後遺症
Ⅰ度	表皮熱傷	乾燥，有痛性紅斑，浮腫	治癒まで数日，瘢痕（−）
Ⅱ度	真皮浅層熱傷	湿潤，有痛性（灼熱感）紅斑の水疱底紅色	治癒まで2週間程度，瘢痕（−）
	真皮深層熱傷	湿潤，白色，知覚鈍麻の水疱底白色	治癒まで3〜4週間程度，瘢痕（＋）
Ⅲ度	皮膚全層，皮下熱傷	乾燥，硬化，灰白色あるいは褐色炭化の表皮，水疱（−），無痛	瘢痕（＋），ケロイド

（清水宏．あたらしい皮膚科学．東京：中山書店；2005．p.186-7 より改変）

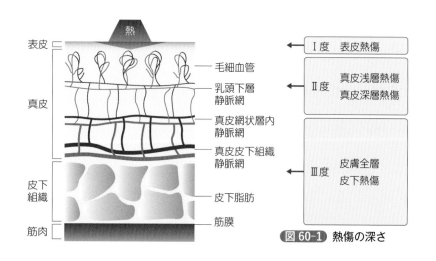

図 60-1 熱傷の深さ

意図しない熱傷の程度はⅠ度〜Ⅱ度真皮浅層熱傷が多かったとの報告がなされています**図 60-1**．灸痕化膿の原因として，患者の不適切な灸痕の管理，原因不明，高齢者，糖尿病患者と続きます．また，施灸により腹腔内の癒着をきたした可能性のある症例の報告もみられます[3]．

　本来，火傷予防のために開発販売され，家庭でも広く使われている台座灸，円筒灸も，熱を我慢したり，過剰施灸をくり返したり，間違った使用方法により火傷を起こします（→ Q57, 58）．

　また，特にセルフケアで用いる場合，基礎疾患として，糖尿病などによる全身の代謝性疾患，薬剤・重金属などによる中毒性疾患，感染性の疾患，遺伝性や特発性疾患，加齢による末梢神経障害が起き，しびれや痛みが生じたり，逆に感覚が鈍くなったり，消失したりしている場合（多発性神経障害）や，エストロゲンが低下す

JCOPY 498-06932

る妊娠中，更年期以降は，熱感受性の低下，熱傷の悪化に注意が必要です．

お灸によるセルフケアを推奨する際には，効果面ばかりでなく，正しい使用法，火傷など有害事象の発生とその予防策についての適切な説明，指導が大切です．

◆ 文献 ◆
1) 山田幸生. 低温やけどについて. 製品と安全. 製品安全協会; 1999; 72: 2-8.
2) 新原寿志, 小笠原千絵, 早間しのぶ, 他. 鍼灸臨床における有害事象に関するアンケート調査―国内の開業鍼灸院を対象として. 全日本鍼灸学会雑誌. 2012; 62: 315-25.
3) 岩井拓磨, 吉田寛, 牧野浩司, 他. 腹腔鏡下手術時に灸治療による著明な腹腔内癒着を認めた1例. 日本外科系連合学会誌. 2016; 41: 719-23.

〈小泉洋一　寺澤佳洋〉

Q61 しつけのためにお灸が使われていたことがあるって本当ですか？

A61 本当です．間違いを正し，心を正すことを"灸をすえる"といいます．

背中を見ると火傷の瘢痕やケロイドが残っている患者さんに出会います．「藁にもすがる思いで，効くと聞いたら汽車を乗り継いででもお灸をしてもらいに通い詰めました」というお話をよく聞きます．

また，現在80歳以上の方は，東京およびその近郊，全国各地の寺院などで行われていた"○○の灸"へ繁く通われた方もいらっしゃいます．

50歳以上の患者さんでは「子どもの頃，よく祖父母の背中にお灸をすえさせられた」と話す方がいます．主に西日本出身の方に多く，とくに四国地方，九州地方では本人，もしくは身近なところでお灸をされていたことがうかがい知れます．

灸をすえるとは「こらしめのためきつく注意したり処罰したりする」という意味です．お灸が盛んな地域では，親の言いつけを聞かない子どもへ「灸をすえるよ」と言って牽制したものです．牽制するだけでは言いつけを聞かないので，時には実際に灸をすえます．私も子どもの頃，お灸をすえられました．その時感じたのは「親に悲しい思いをさせてしまった」という後悔の気持ちです．お灸の熱が心に響いた経験です．

子どもの驚風（きょうふう）（ひきつけを起こす病気），癇癪（かんしゃく）や，その予防に肩甲間部のツボ身（しん）

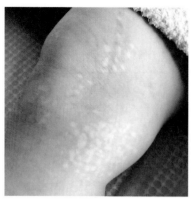

図 61-1 自分で膝にすえた直接灸
（透熱灸）の火傷痕（84歳女性）

柱に灸をすえる習慣がありました．**身柱の灸**といわれその痕が残っている方もいます．

　ただ言うことを聞かせるためではなく，医療体制が未達で栄養が十分ではなかった頃，感染症にかからない，病気にかからない，丈夫なからだが何よりも優先された時代にあっては，"躾＝命を守る"親心であったといえるでしょう．

　古くから伝わる言葉**「灸は身を焼くものにあらず心に明かりをともすものなり」**に通じると感じます．

〈小泉洋一　寺澤佳洋〉

Q62 メジャーリーガーが使用していた火を使わないお灸ってなんですか？

A62　場所を問わず，いつでも，どこでも，手軽にできる便利なお灸です．

　Q58で，一般的なお灸とは「モグサの燃焼熱が皮膚へ移動する」ことによって生理反応が起こり，結果として体の機能を賦活させるものと定義しました．しかし，熱はモグサの燃焼に限定されるものではなく，電気的な熱源，化学反応的な熱源で代用できます．

　第一線のメジャーリーガーがセルフコンディショニングのために**火を使わないお**

JCOPY　498-06932

灸を活用していらっしゃる動画が，インターネット動画共有サイトで注目を集めました．試合前のコンディショニングに活用され，とくにスポーツ障害の術後癒着による筋緊張緩和にその効果を実感されているとのお話でした．

　この**火を使わないお灸**（図62-1, 2）の特徴は，

(1)シールを剥がすだけで約3時間，一定レベルの温熱が持続する．

(2)皮膚へ直接貼付する．

(3)貼付面のモグサシートから温熱が皮膚に浸透する．

(4)管理医療機器（クラスⅡ）**温灸器**の温熱効果として，次の6項が掲げられています．

　①疲労回復

　②血行をよくする

　③筋肉の疲れをとる

　④筋肉のこりをほぐす

　⑤神経痛・筋肉痛の痛みの緩解

　⑥胃腸の働きを活発にする

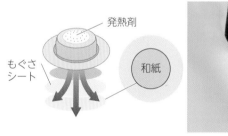

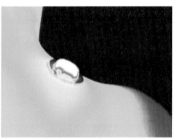

サーモグラフィで見る温熱のひろがり方

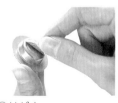

①はがす

②はがす

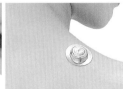

③貼る

外装シールより火を使わないお灸を取り出し，上部（凸部）のシールと皮膚面（底部）のシールをはがし患部に貼る．

図 62-1 火を使わないお灸のしくみと使い方

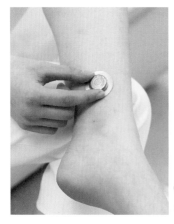

　医療機器とは医薬品，医療機器等の品質，有効性及び安全性の確保等に関する法律（医薬品医療機器等法）で「人若しくは動物の疾病の診断，治療若しくは予防に使用されること，又は人若しくは動物の身体の構造若しくは機能に影響を及ぼすことが目的とされている機械器具等」と定義されています．

　皮膚へ貼付した状態で，上から衣服を着用することができます．日常生活においては，家事，仕事，外出など場面を問わず，いつでも手軽に施灸ができます．点火，燃焼による発熱ではないため，公共空間，各種施設など場所を選ばず施灸をすることができます．産科領域を中心に医療機関におけるセルフケア指導を目的として導入されるケースも増えています．

〈小泉洋一　寺澤佳洋〉

Q63　お灸は医療資格者以外でも購入や使用は可能なんでしょうか？

A63　使用できます．お灸はセルフケア，ホームケアで本領を発揮します．

　医薬品医療機器等法（薬機法）対象外の商品を雑品といいます．モグサは雑品です．

JCOPY　498-06932

雑品は，薬機法上の定義規定はなく，化粧品や薬用化粧品で求められる届出や承認は不要です．

セルフケア，ホームケアでの需要が高い台座灸や円筒灸は，台座や紙管が付属していてもモグサ同様，雑品として扱われています．**火を使わないお灸**は管理医療機器（クラスⅡ）**温熱刺激を患部に与えて治療する家庭用の機器**として，いずれも購入，取扱いに医療資格は必要ではありません．

〈小泉洋一　寺澤佳洋〉

電気式のお灸もあるのですか？

A64 現在国内で流通している製品はハンディ型の充電式コードレスタイプや乾電池式タイプ，卓上タイプのものがあります．

火気厳禁施設，火や煙の対応が難しい病院・クリニックなどで使用されているケースもあります．

温灸器製品

株式会社チュウオー「バンシンプロ」など

村田製作所「セラミック電気温灸器 CQ5000」

〈西村直也　寺澤佳洋〉

Q 65 お灸の原料のヨモギを食べることもあるんですか?

A65 あります. 最も親しまれているのが初夏に作られる草餅です. 内臓の働きを正常にし, 胃腸を整え, 血の巡りを改善するすばらしい作用があります.

ヨモギ (→ Q56) はヨーロッパでは「ハーブの女王」とよばれるほど, 食物繊維やクロロフィル (葉緑素), ミネラルが豊富で, 美容や健康にさまざまな効果のある薬草として知られています.

漢方では「**艾葉**（がいよう）」とよび, 止血, 鎮痛, 下痢止めなどの目的で処方に配合されます.

〈栗本夏帆〉

JCOPY 498-06932

第 8 章 医師が語る鍼灸

Q66 医師が鍼灸を知る意義はありますか？

A66 大いにあると思います．ただし必ずしも医師自身が施術する必要はないとも思います．

　筆者は医師になりわずか十数年の臨床経験ですが，これまでに何人もの患者さんが鍼灸治療で苦痛緩和に至った経験があります．また，同様の経験を有する医師に多く出会ってきました．筆者に鍼灸の知識がなければそのような患者さんはまだ苦痛の中にいるのかもしれません．

　臨床の中で，ガイドラインにある一般的なアプローチのみでは，患者を苦痛から解放できず行き詰まることもあると思います．そのような背景のためか漢方薬によるアプローチは，かなり一般化してきた印象もあります．さらに，鍼灸という新たな"治療"の選択肢を有することでより多くの患者を苦痛から断ち切れるのではないかと考えています．

　一方で，忙しい医師業務の中で鍼灸を深く学んだり，技術を身につけて自ら施術できなくてもよいとも思います．鍼灸治療の有効な病態を理解し（→ Q13），信頼のおける鍼灸師を見つけて，依頼・紹介するのみでも十分だと思います．

〈寺澤佳洋〉

Q 67

家庭医療専門医の立場から鍼灸を取り入れる
メリット・デメリットを教えてください.

A67

慢性疼痛の緩和などの場面で家庭医療と鍼灸の親和性はとても高く,メリットは大きいです.ただし導入にあたっては,保険診療や地域の鍼灸院との関係に配慮が必要です.

鍼灸を学び始めたきっかけ

まず,筆者が鍼灸を学び始めたきっかけは,自分の肩こりと慢性腰痛の治療でした.大学院生時に,非常勤の職場に,鍼灸師の先生方がいらっしゃり,鍼灸治療を試しに受けたところ,治療を受けた直後に身体が軽くなり(爆睡して),それから定期的にメンテナンスの治療を受けるようになりました.その鍼灸師の先生方から「医師も鍼灸の施術をできる資格です」と教えていただき,こんな劇的に効く鍼灸をぜひ学んでみたいと思いました.東洋医学系の学会の,鍼灸に関する基礎・実践セミナーを毎月のように受けて,そこで被験者を募られれば,ほぼ毎回,立候補していました.

鍼灸と家庭医療の親和性に気づく

そんな院生時代を経て家庭医療の後期研修に進んだところ,特に高齢の患者さんたちが毎回の診療で訴えてこられる,慢性の肩関節痛や腰痛,膝関節痛に,西洋医学では,すでに治療薬や治療手段がほぼ尽くされていても,なかなか思うように疼痛が緩和していないことを目の当たりにしました.そこで,肩こりや腰痛が劇的に改善した自分の経験を思い出し,これは鍼灸の適応なのではないかと思いました.そして調べてみると,鍼治療のエビデンスは世界的にも豊富で(2022年7月時点で,PubMedで"acupuncture"で検索すると38,000件以上ヒット.cf."kampo"では約2,100件のヒット),実は,鍼治療と家庭医療の親和性が高いという文献[1,2]も見つけました.

鍼灸院とのコラボレーション

ただし,当時勤めていた職場で,鍼灸に関心があって学んできた医師は,自分一人でしたので,簡便に使用できる円皮鍼(→ Q54)による治療の開始を検討しま

した．鍼灸治療開始にあたり，保険診療と並行してはなかなか難しいことに気づかされ，かつ地域には鍼灸院も多くあり，近隣の鍼灸院と競合するのは避けたいと感じました．そこで，円皮鍼を，外来や在宅診療で試す一方で，なるべく地域の鍼灸院につなげていくことにしました．なかなか鍼灸院にスムーズにつなげられない悩ましいケースもある一方で，円皮鍼であれば，方法やリスクを共有して，他の医師にもやってもらえるようになりました．その後，地域の鍼灸師さんと一緒にカフェでワークショップを企画したり，**鍼灸院から「これは精査が必要でしょう」と患者さんを紹介され，こちらからも鍼灸院に紹介するケースも増えていきました**．疼痛に関して，西洋医学的には治療の追加が難しい，または**外科的治療の適応とは考えにくい（もしくは外科的治療は患者さんが望んでいない）**場合に，鍼灸治療が，次の一手となったことが数多くありました．

◆ 文献 ◆

1) Ledford CJW. Crawford PF 3rd. Integrating medical acupuncture into family medicine practice. Am Fam Physician. 2019；100：76-8.
2) Michefelder AJ. Acupuncture in family medicine? Fam Med. 2022; 54: 72-3.

〈樫尾明彦〉

Q68 小児科専門医として，鍼灸を取り入れるメリット・デメリットはなんですか？

A68 小児科専門医・漢方専門医が，以下の３つのメリットについてお答えします．

① 忙しい子育てに寄り添い，味方になる
② 西洋医学との併用により症状の改善や QOL の向上につながる
③ 病気に対する見方（診方）を変えられ，希望を持つことができる

1つ目が，**"忙しい子育てに寄り添い，味方になる"**ことです．

子育て真っ最中は，日々があっという間にすぎますが，特に現代はワーキングマザーが増え，"仕事を休めない"という声も外来でよく聞きます．そんな子育て中こそ，日頃から体調を整えられる鍼が子どもたちの強い味方になってくれます．

小児に対する鍼治療は，治療効果が高く，的確な治療であれば副作用もありません[1]．治療間隔は，持病があるお子さんは月数回ほどですが，体調を崩したときだけ治療を受けることもできます．治療時間も短く10分ほどで，子ども用の鍼は刺さない鍼で痛みもありません．筆者の経験上，鍼を受けていると，体力がつき，風邪を引く回数が減ります．急な風邪のときにも解熱期間を早め，長引く鼻水や咳にも効果があります．

　2つ目は，**"西洋医学との併用により症状の改善やQOLの向上につながる"** 点です．

　鍼灸は，夜泣き[2] や疳の虫（かんしゃく）[3] だけではなく，夜尿症[4]，注意欠陥多動症（ADHD）[5]，チック[6,7]，てんかん[8]，気管支喘息[9]，疼痛・便秘症・脳性麻痺・化学療法に伴う嘔気や嘔吐などにも有効であることが報告されています[1]．鍼灸治療の併用で体の体質改善につながり，結果として症状の改善やQOLの向上につながると考えます．

　3つ目は，**"病気に対する見方（診方）を変えられ，希望を持つことができる"** ことです．これは，患者さん側だけではなく，医療者側にもいえます．

　筆者自身の鍼灸との出会いは，医学生のときに難病指定の病気を患ったことがきっかけでした．完治は難しく，薬を減らすと再発する傾向があり，何か根本的な解決法はないかと模索した結果，鍼灸や漢方に出会いました．その後は自身の治療とともに，北辰会で鍼灸を勉強し現在も研鑽を積んでおります．

　診療の場では，難治性てんかん（Dravet症候群）の患者さんに対して，鍼灸と漢方を併用しました[10]．西洋医学では，抗てんかん薬を何種類も飲むことになりますが，鍼灸との併用により薬も1種類のみで発作はほとんどなく，発達も良好です．

　筆者も患者も，丁寧な体表観察と正しい弁証論治により，体の陰陽のバランスを整えることで，元気に日常生活を営めるようになりました．

　このように，非常に難しい病気の診断がつき，先々への見通しが暗いときにも，東洋医学という視点から見方（診方）を変えると，治る可能性があり病気とうまく付き合っていくこともできるのです．諦めずに病気と向き合えることで，患者さんも医師も希望を捨てずに，共に前を向いて進むことができます．

　デメリットは，治療者の技術力により治療効果に大きな差が出ること，病名による治療と違い，その都度毎回，状態を正確に把握して状態に合わせて施術する必要がある点です[11]．このデメリット，一見大変なことに思えますが，治療者にとって

JCOPY 498-06932

は初心を忘れず勉強する源になるのでメリットかもしれませんね.

謝辞 本執筆に当たりご指導を頂いた一般社団法人北辰会藤本蓮風先生と村井和先生に心より深謝いたします.

◆ 文献 ◆

1) Jindal V, Ge A, Mansky PJ. Safety and efficacy of acupuncture in children a review of the evidence. J Pediatric Hematol/ Oncol. 2008；30：431-42.
2) 中村真理, 高橋涼子, 坂口俊二. 夜泣き児83例に対する小児はりきゅう治療の効果. 全日鍼灸会誌. 2019；69：185-93.
3) 清水千里. 小児針について 小児・少年期の針灸治療. 日鍼灸治療会誌. 1974；23：1-10.
4) タバルカ K, クパロバ RC. 山田昭三郎, 訳. 小児における夜尿症の鍼治療. 日鍼灸治療会誌. 1974；23：17-8.
5) Lin Y, Jin H, Huang B, et al. Efficacy and safety of acupuncture on childhood attention deficit hyperactivity disorder：A protocol for systematic review and meta-analysis. Medicine. 2021；100：e23953.
6) 北村智, 森川和宥, 和田貞雄. Neurometory と小児療治針 チック症の臨床効果について. 日鍼灸治療会誌. 1981；30：153-62.
7) 北村智, 森川和宥, 和田貞雄. ノイロメトリーによる小児鍼治療について（第二報）チック症に関する考察. 日鍼灸良導絡医会誌. 1981；9：1-6.
8) 笠ツルエ. 小児てんかんの好治験例. 日鍼灸良導絡医会誌. 1985；14：12-5.
9) Liu CF, Chien LW. Efficacy of acupuncture in children with asthma：a systematic review. Ital J Pediatr. 2015；41：1-9.
10) 鈴村水鳥. 小児鍼. チャイルドヘルス. 2016；19：41-6.
11) 村井和. 「生命そのもの」を見る医学. In：予防医療臨床研究会編集部. 医師による東洋医学西洋医学・東洋医学（漢方・鍼灸）併用へのアプローチ. 東京：予防医療臨床研究会；2017. p.159-90.

〈鈴村水鳥〉

産婦人科専門医として, 鍼灸を取り入れるメリットを教えてください.

A69 代表的な例に逆子治療があり, 母体胎児の心理的・身体的負担の軽減に繋がります.

逆子とは, 医学的には胎児の骨盤位をいい, 妊娠中期から7カ月までは約30%, 8カ月で約15%, 9カ月で6〜7%程度に認め, 最終的に骨盤位のまま正期産を迎える妊婦は3〜5%ほどとされます. 骨盤位での経腟分娩で起こりうる, ① 分娩外

傷（骨折・神経損傷），② 臍帯脱出→新生児仮死・死産，③ 分娩遷延による新生児仮死・死産などのリスクを回避するために基本的には帝王切開分娩が選択されるため，母体に身体的心理的な負担をかけることになります．

代表的なガイドラインである「産婦人科診療ガイドライン 産科編2020」には，骨盤位への鍼灸治療に関する記載はありません．分娩時の骨盤位を避けるために妊娠36週頃に外回転術（腹壁から用手的に矯正する方法）を行うことはありますが，ときに常位胎盤早期剥離や胎児機能不全が起きる可能性があり，リスクが高い方法です．

このため，**産婦人科医によっては負担の少ない鍼灸による逆子治療を行うことがあります**．また，分娩予定日超過の妊婦さんには三陰交穴へのお灸や小児はりでの刺激を指導し，自宅で実践していただいています．

実際，筆者のクリニックでも逆子のほぼ全例に鍼灸治療を勧めていて改善率は70〜80％程度です．具体的な治療法として左右の至陰穴に円筒灸（→ Q57）を3回連続すえていただくよう指導しています．また，分娩予定日超過の妊婦さんには三陰交穴へ円筒灸を3回連続ですえていただき，陣痛促進を図ります．これらの治療は，患者さんにはとても喜ばれます．

筆者の知る限りでは，産婦人科の医療機関内で鍼灸治療を自前で行っているクリニックもあれば，近くの鍼灸院と連携しているクリニックもあります（→ Q22）．

また筆者自身も，第1子妊娠時に至陰穴・三陰交穴へのお灸により妊娠34週で逆子が改善した経験があります．当時妊娠30週から骨盤位がなかなか治らず，産婦人科医ながら不安にかられていました．どうにか頭位へ戻らないか模索していたときに，知り合いの産婦人科クリニックで20年以上逆子治療に携わっている鍼灸師の方に相談しました．至陰穴・三陰交穴へのお灸の方法を教えていただき自宅でも行っていたのですが，その後なかなか頭位にならず妊娠34週を過ぎてしまいました．再度鍼灸院にて至陰穴へ正確にツボ刺激をしていただいたところ，その日の夜，急に胎動が激しくなり翌日頭位に戻りました．鍼灸治療の効果を，身をもって体験することができ，とても感動しました．骨盤位の妊婦さんにはこういった私自身の実体験も踏まえて逆子治療に関しておすすめしています．

また，逆子治療以外にも，妊娠前後の不調に対して鍼灸治療を活用している方もいます．

◆ 文献 ◆
1) 林田和郎. 東洋医学的方法による胎位矯正法. 東邦医学会雑誌. 1987; 34: 196-206.

〈寺澤すみれ〉

Q70 在宅診療の専門医として，鍼灸を取り入れるメリット・デメリットを教えてください.

A70 多職種によるチーム医療で行う在宅医療において，チームに鍼灸師が入ることのメリットには大きなものがあります.

　在宅診療は，自宅もしくは施設に医師が赴いて医療を提供します．この場合，患者さんの生活をメインに考えます．ですから，治療（＝キュア）だけでなく，ケアもセットで行う必要があります．ケアは医師だけでは不十分ですので，多職種が連携して支えるチームを形成することが不可欠です．

　このチームのなかで，**鍼灸師の役割は少なくないというのが実感**です．例えば，がんの終末期になりますと，不眠や便秘，倦怠感が必ず出現しますが，薬剤の内服が難しくなってきたり，薬剤の効果が乏しく，西洋医学の限界に突き当たる場合があります．そこに鍼灸を導入することによって前述の症状が緩和されるケースがよくあるのです．結果として心地よさ，安堵感をもたらすことができますので，在宅での緩和ケアが手厚くなるわけです．

　在宅の患者さんを支えるチームに鍼灸師が入ることで，鍼灸師から「施術していて，いつもと違っておかしい感じがします」とアラートが発せられることがあります．このなんとなくの違和感が精査で実は肺炎だったこともあります．まさにチームで多角的に観察できているわけです．鍼灸師は，研ぎ澄まされた五感をベースに，施術と対話を繰り返していくことで，違和感を察知できるようになっているのでしょう．

　鍼灸が活躍する場面は，決して終末期だけはありません．例えば，高齢女性の切迫感を伴う尿失禁が常態化している過活動膀胱のケースでは，抗コリン薬を処方するのが一般的ですが，高齢者に対する抗コリン薬処方は副作用を懸念して処方できないことがよくあります．その場合に鍼灸を導入して，切迫感が改善されたケースを何回か目の当たりにしたことがあります．この場合，QOL も改善しますし，失

禁に対する羞恥心が軽減されたことで，患者さんの尊厳も回復できるのです。

　現時点でのデメリットをあげれば，看護師などの職種と比較して医師側との共通言語に乏しいことです．しかし，相互が意識して情報共有に努めればよいわけで，医師が鍼灸の施術内容やどんな施術が有効だったかを知ることで，多職種連携がさらに深まりますし，患者さんと家族のチームへの信頼も高まるはずです．

　情報共有という意味でも，在宅の現場において鍼灸を導入する際は，医師は単に鍼灸の同意書の欄を形式的に埋めるだけでなく，別紙でもよいので，鍼灸を依頼することになった経緯も記しておくと，鍼灸師が正確な診断に至ることが可能になります．

〈姜　琪鎬〉

Q71 内科クリニック内に鍼灸院を持つメリット・デメリットを教えてください．

A71 患者の苦痛をより軽減できる可能性が高まることが最大のメリットです．

　筆者が院長として働いている吉祥寺中医クリニックは内科クリニックとはいっても，漢方内科を主として標榜している，より東洋医学に特化したクリニックなので，まずはその視点で話をします．

　メリットとしては，漢方薬と鍼灸治療を併用することで患者の苦痛をより軽減できる可能性が高まることです．症例をあげます．

［症例］

　61歳，女性　主訴：不眠症，うつ傾向，胃痛

　X年10月　精神的なストレスがあり，不眠，うつ傾向，口苦，背部痛を伴う胃痛が出現．睡眠薬を常用するようになる．胃内視鏡所見は胃炎のみ．

　X年11月　東洋医学的な診断のもと小柴胡湯を処方．症状は軽減傾向に．

　X年12月　背部の筋緊張が強いため，肝兪，胆兪（背部にある自律神経系と関係が深い経穴）への鍼治療を併用したところ約2週間で全ての症状

JCOPY 498-06932

が消失．睡眠薬も不要となる．

　この症例が示すように，**鍼灸治療の併用により，薬物療法（これは西洋薬，漢方薬を問いません）のみでは取りきれない症状を軽減できる可能性があります**．併用している疾患としては，主として機能性胃腸障害などの機能的な疾患や，身体表現性障害などの精神神経疾患，さらには，標準的治療でも症状が取りきれない筋・筋膜性腰痛などの整形外科疾患です．おそらく，一般的な内科クリニックで行う鍼灸治療も同様の傾向ではないでしょうか．

　筆者も，戸ヶ崎正男鍼灸師（蓬治療所所長，日本伝統鍼灸学会副会長・学術部長）から，また日本東方医学会の鍼灸学セミナーなどでも鍼灸を学んできており自分でも鍼灸治療を行っていますが，診療が混んでくると，患者を長く待たせてしまうなど，診療全体に影響が出るので，最近では私が行う必要がある数名の患者さんにのみ鍼灸治療を行い，**ほとんどの鍼灸治療は鍼灸師に任せています**．

　最後に，デメリットというよりは，注意点になりますが，保険診療と併用して医師が鍼灸を行う場合は混合診療に抵触する可能性があるので，鍼灸治療は自費もしくは無料で行う必要があります．また，付記として，吉祥寺中医クリニックでは，その中に鍼灸院があるのではなく，医師の管理下において鍼灸師を雇い鍼灸治療を行っている，鍼灸治療部という位置づけであり，それで保健所にも届け出て了承を得ていることをお伝えしておきます．

◆ 文献 ◆

1) 日本東方医学会ホームページ．https://www.jptoho.or.jp
2) 田中耕一郎，入江祥史，編著．漢方一問一答　99の素朴なギモンに答えます！　東京: 中外医学社；2017．p.189．

〈長瀬眞彦〉

整形外科と鍼灸院の連携について教えてください.

A72 病院と鍼灸院の違いは大きいですが，物理療法など鍼灸院のほうが優れている面もあります．今後両者が連携を深め，それぞれの患者さんの希望に合った診療の提供を目指していくべきでしょう.

　腰痛，頸部痛，骨折，捻挫，交通事故など痛みを伴う病気になったとき，医療機関に通院されることが多いと思います.

　では，函館に，病院と鍼灸院の非常によい連携があることをご存知でしょうか？

　大抵の場合，整形外科と鍼灸院は連携がなかなかうまくいかないと思ってます.

　2015年に函館の医療・介護と鍼灸院・マッサージ院・整骨院の連携の会が全国でも珍しく発足され2019年には函館医師会の協力の下，お互いの知識，治療を共有すべく，医師を講師として学ぶ会が行われています．筆者も「整形外科と鍼灸マッサージ師との連携？　整形外科医からのメッセージ」と題してその会で講演を行いました.

　連携の会では，柔道整復師／整骨院・接骨院とも連携を行っていますが，ここでは整形外科と鍼灸院のよりよい連携のために知っておきたいポイントを列挙します.

① 資格に関して

　医師，鍼灸師（はり師・きゅう師）は，それぞれ別の国家資格で，全ての医療を行える資格が医師で，鍼灸師はそのうち限定された一部を専門的補完的に行うことを許された資格です.

② 検査・診断に関して

　最近は**エコーを用いる鍼灸師も増えてきているようですが，鍼灸師は病気の診断はできません**．確定診断を下すことができるのは医師だけですので，この点が大きな違いであります.

③ 施設の診療時間に関して

病院，医院は，たいてい9：00 ～ 17：00 が多いと思われます（夜間診察を行ってる施設もありますが）．一方で**鍼灸院は，地域柄か日常勤務後も開院しているところが多く利用者にはメリットが大きい**ようです．

④ リハビリに関して

病院，医院においては，理学療法士，作業療法士，言語療法士の専門のスタッフがおり術後やけが直後の日常動作における，早期復帰へのアプローチは強みと思われます．ただし，多くはないですが鍼灸師のなかにも各療法士資格を有しリハビリテーションに積極的に取り組む施設もあります．

⑤ 専門性の違い

何より鍼灸治療を受けられる病院，医院は少なく，鍼灸治療を受けるには鍼灸院がよいと思います．

⑥ 療養費制度に関して

鍼灸院を活用するときに患者負担を減らす療養費制度があります（→ Q75）．

連携の会が目指している未来の目標とは，患者さんが行きたい時間に，医療機関に行ける，症状が疑わしい場合は，病院，医院に行き，医師の判断を仰ぎ，物理療法だけでよい場合は，鍼灸院や整骨院に行っていただく．これが理想的な形態だと思います．

病院，医院，鍼灸院・整骨院のよりよい連携が今後できあがることを楽しみにしています．

〈大村健久〉

総合診療（界）で著名な藤沼康樹先生！
鍼灸についてどうお考えですか？

A73
鍼灸を有効性の証明された非薬物療法としてレパートリーに
加えることは重要です．既存の鍼灸院とのさまざまな連携の
パターンを作っておくとよいでしょう．

　筆者は現代の医療が対象とする領域を2つの軸に分けて考えるようにしています．1つは医療自体の標準化の方向と個別化に向かう方向からなるものです．標準化への方向性の構成要因は，医学的診断に伴うプロトコールであり，マニュアルやアルゴリズム，ガイドライン，推奨治療，合理性といったものです．また，個別化への方向性の構成要員は，個人の価値観，ライフヒストリー，生活ルーチン，家族と地域の文脈，病いの主観的意味，非合理性といったものです．

　そして，もう1つの軸は医療実践が医師ひとりで向き合う（ソロ）方向と多職種チームで向き合う（interprofessional work: IPW）方向からなるものです．

　この2つの軸から4つの象限が構成されます．各象限に含まれる医療の例は 図 73-1 のようになるでしょう

　近年家庭医療のカッティングエッジは"なんでも診ます"といったオールラウンダー型の医師を超えて，健康問題の個別性を重視した医療を行うことにあるとされています．そして患者の個別性，言い換えると，疾患で定義された「症例A」としての患者ではなく，他ならぬ「この患者」あるいは固有名を持つ「この患者」の主体・自己へのアプローチが求められる領域が象限3，4の問題には必要となるのだということです．Reeveら[1] はこうしたアプローチを卓越したジェネラリスト診療（expert generalist practice: EGP）と命名しています．

　さて，筆者が東洋医学から受ける印象は，ヒトという生物の自然科学的な言説とは違うレイヤーの言語体系による身体論に基づいた学問体系であるということと，より個別化の方向で診断や治療の経験を記述蓄積しているということです．そして，その実践からは人間の主体に関する洞察を感じることがあります．そして，**全く出自が異なる家庭医療学と鍼灸学が違う軌道で進み，意外な場所で出逢ったというような感覚を抱くことがあります．**

　筆者自身は以上のような理論的な鍼灸への関心もありますが，**地域で働く家庭医**

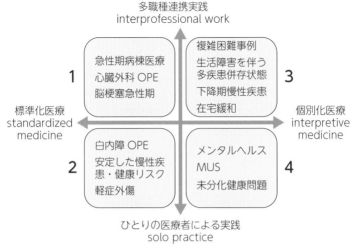

図 73-1 医療対象の四象限

として鍼灸との連携実践としては以下のような 3 つのパターンを構想しています．

　① 職業起因性の不調感，筋骨格系の愁訴，比較的軽症の不眠や頭痛といったリラクセーションなどが有効な問題に関しては，まず鍼灸院への相談を推奨する．

　② 家庭医が診ている各種疼痛性疾患に関しては，有効な治療法として鍼灸を紹介して，協働ケア（shared care）を行う．

　③ 複雑な多疾患併存，下降期慢性疾患，緩和ケアに対応する多職種チームの一員として鍼灸師に参画してもらう．非薬物治療によってポリファーマシーに対応することができる．

　近年鍼灸は生物医学的なエビデンスを蓄積してきており，医学的な治療に包含されてしまうこともありうるかもしれません．しかし，家庭医として期待しているのは，個別性を重視した鍼灸のスタイルそのものです．医療制度的なバリアもまだありますが，**薬剤を使わないエコで地球に優しい医療である鍼灸にはこれから大いに期待しているところです．**

◆ 文献 ◆

1) Reeve J, Dowrick CF, Freeman GK, et al. Examining the practice of generalist expertise: a qualitative study identifying constraints and solutions. JRSM short reports. 2013; 4: 2042533313510155.

〈藤沼康樹〉

Q74 医師の立ち場で鍼灸をどのように学んだらよいでしょうか.

A74 鍼灸師や鍼灸治療を行っている医師に師事することが多いようです.

医師の限られた時間の中で，多くの時間を割くのは難しいと思います．学ぶ方法は多様ですが，以下に筆者の個人的な意見を列挙します.

書籍から学ぶ

一般に，（公社）東洋療法学校協会が編集しているものがはり師きゅう師養成の学校教育で使用されています．導入としてはよいかもしれません．加えて最近は，東洋医学や鍼灸に関する医師が著書の書籍も増えてきているため，読みやすそうなものから始めてみるとよいでしょう.

鍼灸治療を行っている"医師"や"鍼灸師"に学ぶ

実際私の聞く限り一番多い学び方です．実技や患者さんを通じて学ぶことはやはり多いようです．今後は大学病院などでの研修プログラムも増えてくると予想しています.

医師向けの鍼灸セミナーなどに学ぶ

（一財）日本東方医学会（→ Q83）鍼灸学セミナーなどが有名です．またこれまでに，（一社）日本温泉気候物理医学会や（一社）日本東洋医学会（→ Q82）の学術大会などで，シンポジウムや実技などのプログラムもありました.

鍼灸専門学校などの教育機関で学ぶ

もちろん，はり師・きゅう師の国家資格をとることもできます．医師資格があるとカリキュラム免除を受けることもできます.

〈寺澤佳洋〉

JCOPY 498-06932

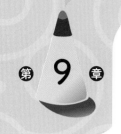

第9章　療養費制度について

Q75　鍼灸って保険診療になるんですか？

A75　鍼灸は保険診療にはなりません．ただし「療養費（現金）の支給」の制度がありこれが保険と称されることがあります．

　一定の条件（→ Q77）を満たすことで療養費制度を利用し，利用者の負担額を減らし，施術を受けることができる鍼灸院もあります（鍼灸院により療養費を扱っていないところもあります）．"療養費"という言葉が一般に浸透していないこともあり，「鍼灸施術に対して"保険"が使える」と表現されることがあります．

　医療機関での保険診療は**"療養（現物）給付"**にあたり，鍼灸院での施術は**"療養費（現金）支給"**となります．なお，本制度は訪問鍼灸（→ Q38）でも活用することは可能です．

　ただし療養費の計算はやや複雑です．一概に総額の1割負担や3割負担になるわけではありません．また療養費支給なし（全額自費）の患者負担額は鍼灸院により設定が異なります．**負担額の目安として，施術費用の総額が 2,000 円の際は，1割負担で約 600 円，3割負担で約 900 円，総額が 5,000 円の際は，1割負担で約 3,600 円，3割負担で約 3,900 円**になります．このように，療養費活用時に1割負担では 1,400 円程度，3割負担では 1,100 円程度，負担が軽減されます．

　繰り返しになりますが計算方法がやや複雑なため，**詳細は連携する鍼灸院にご確認ください**．

〈岡光一成　齋藤剛康〉

Q76　療養費申請のために，医師，鍼灸師や患者はどうすればいいですか？

A76　療養費申請のためには，医師の交付した同意書または診断書が必要となります．

　支給対象となる疾病は，慢性的な疼痛を主訴とする疾患であって医師による適当な治療手段がないものとされています．具体的には，**神経痛，リウマチ，頸腕症候群，五十肩，腰痛症，頸椎捻挫後遺症の6つ**と，**慢性的な疼痛**を主訴とする疾患です．

　以下，おのおのの立場で述べていきます．

医師の立場から

　医師は，患者から同意書交付の依頼があった場合，または治療上必要であると認めた場合に，診察し同意書を交付することができます．その際，初診でも問題なく，一定期間の治療の有無は問われません．**実際には，患者が鍼灸院からの依頼で未記入の同意書を持って医療機関受診するケースも多い**です．

　同意書への記載事項は，①病名・主訴を含む症状，②発病年月日，③診療区分，④診察日です．一般に，厚生労働省のホームページに掲載されている形式が使用されています【→QRコード．適宜改定あり，最新版をご活用ください】

　なお，同意書または診断書を交付できるのは，整形外科医に限らず，**その患者の診察を行っていれば何科の医師でも可能**です．**誤解が多い点として，同意した保険医は，はり・きゅうの施術結果に対して責任を負うものではありません．**

　一方で，医師が専門外であることを理由に診察を行わずに同意を行う，いわゆる無診察同意は禁止されており，医師の診察の上で適切に同意書の交付が行われることが必要です．

鍼灸師の立場から

　平成31年1月1日から，施術者等が患者等に代わって療養費の支給申請を行う，受領委任という制度の運用が開始されました．この制度を活用するには，鍼灸師は地方厚生（支）局長および都道府県知事と受領委任契約を締結する必要があります．

患者の立場から

　保険医より交付された同意書（診断書）を鍼灸院に持参して施術を受ければ，療養費の支給を受けることができます．その際，施術を受けた月毎に療養費申請書に記名および押印が必要となります．

〈岡光一成　齋藤剛康〉

Q77 療養費活用時の注意点を教えてください．

A77 ｜ 療養費請求に使用した病名に関連する検査や治療をする際はご注意ください．

　鍼灸の場合は，医師との併給，つまりは同じ疾患・症状で治療や検査を受けることは認められていません．

　例えば，"腰痛症"で療養費申請の同意書交付がされているとします．この際，病院で"急性腰痛"や"腰椎捻挫"に対して処置や投薬が行われていると，保険者により"保険医による適当な治療手段のないもの"から逸脱していると判断され，**保険診療が優先され鍼灸院での療養費が支給されなくなります**．つまりは，病院などでの患者負担は変わりませんが，鍼灸治療の患者負担が増えます．また，この**療養費支給がされなかったことを医師が認識しないままの状況**になっていることもあるようです．

〈岡光一成　齋藤剛康〉

✔ ワンポイント

　過去の個人的なアンケートなどから医師間で療養費制度の認識は低い印象があります．また，支給対象となる疾患を示す文面に，"医師による適当な手段がないもの"とあります（→ Q76）．この文面が要因となり，同意書を発行しない（できない）と言われる医師の方にも出会いますが，患者の wellbeing のために必要に応じてぜひ活用していただきたく思います．　　　　　　　　　　　　〈編者〉

第 10 章

関連する団体

Q78 鍼灸師に関連深い業界団体について教えてください.

A78 鍼灸師に関連深いさまざまな職能団体があり，それらの団体がさらに「協議会」などを組織して連携して活動しています.

主なものを図に示します 図 78-1.

全日本鍼灸マッサージ師会・日本鍼灸師会・日本あん摩マッサージ指圧師会・日本視覚障害者団体連合の 4 団体が構成する「鍼灸マッサージ保険推進協議会」は,

鍼灸マッサージ
保険推進協議会
- (公社)全日本鍼灸マッサージ師会
  (全鍼師会. 7,200 名)
- (公社)日本鍼灸師会
  (日鍼会. 4,100 名)
- (公社)日本あん摩マッサージ指圧師会
  (日マ会. 2,000 名.
  鍼・灸の単独免許でも入会可)
- (社福)日本視覚障害者団体連合
  (日視連)

あ・は・き等法
推進協議会
- (公社)全国病院理学療法協会
- (公社)東洋療法学校協会

国民のための
鍼灸医療推進機構
(AcuPOPJ)
- 日本理療科教員連盟
- (公社)全日本鍼灸学会

図 78-1 主な業種団体とその関係

図注:（ ）内は略称，2021 年 5 月現在の正会員数など.

窓口を1つにして厚生労働省など行政との交渉を推進しています.

　また，上記4団体に全国病院理学療法協会・東洋療法学校協会・日本理療科教員連盟を加えた7団体で組織する「あ・は・き等法推進協議会」は法律問題を含む広範囲の問題に対処しています.

　さらに，**職能団体（全日本鍼灸マッサージ師会・日本鍼灸師会），学会（全日本鍼灸学会），教育機関（東洋療法学校協会）の3者が協働して「国民のための鍼灸医療推進機構（AcuPOPJ）」を組織**し，学術連携を図っています.

　日本医師会のように1つの団体が窓口となれば強靭な交渉力を得ることができるのでしょうが，それぞれの団体が独自の歴史的背景を有するため，いまだ合併への道のりは遠いと言わざるを得ません.　しかし筆者は，前述したような連携が広まっていくことにより，その未来は明るいものになると信じています.

〈古賀慶之助〉

Q79　全日本鍼灸マッサージ師会と日本鍼灸師会の活動について教えてください.

A79　両者は，はり師・きゅう師*1の職能団体の中でも代表的なもので，国民の健康増進への寄与，医療・介護保険の制度交渉，有資格者の地位向上のための活動などを行っています.

　全日本鍼灸マッサージ師会と**日本鍼灸師会**は中央団体として各県にある鍼灸師会や鍼灸マッサージ師会を取りまとめますが，各県師会も独立した組織で中央団体の傘下としては成立していません.　しかし，イメージとしては，各組織のかかわりは，鍼灸師→各地区師会→県師会→全国師会となります.

　全日本鍼灸マッサージ師会と日本鍼灸師会の両団体に所属する有資格者もいますが，いずれか片方の団体に属するのが一般的です.

　筆者の所属する県師会は福岡県鍼灸マッサージ師会です.　大正4年に設立されすでに百余年の歴史のある会です.一般的に各地区師会・県師会は全日本鍼灸マッサージ師会や日本鍼灸師会といった特定の中央団体に登録しており，鍼灸師は登録した段階で中央団体を選択していることになります（それ以外の団体にも入会することは可能です）.　しかし，福岡県は全国でもめずらしくすべての中央団体への会員登

録ができるようになっています（同様の県師会は福井県・岡山県・佐賀県・熊本県・大分県があり，合計6つのみです）．これにより各県の窓口が1つになり，行政との調整もスムーズに行われ医師会など医療関連団体との関係も良好になっています．

　筆者が入会した平成6年当時は会員数も1,000名を優に超える大きな団体でしたが，現在ではその半数の500名ほどの団体になっています．この現象は中央団体でもいえることで有資格者は年々増加しているのに，職能団体の会員数は減少するという組織率の低下が一番の課題になっています．

　　注）＊1　全日本鍼灸マッサージ師会はあん摩マッサージ指圧師を含む．はり・きゅう・
　　　　　　マッサージのいずれか1つで入会可．

〈古賀慶之助〉

Q 80　全日本鍼灸学会について教えてください．

A80 ｜ 1980年の発足以来，鍼灸に関する学術の発展および国民の健康に寄与することを目的に活動しています．

　社団法人全日本鍼灸学会は，日本鍼灸医学会（1948年設立）と，日本鍼灸治療学会（1951年設立）を発展的に改組し1980年に発足しました．当時の要請を踏まえて，鍼灸医学の組織を統合し一本化することで，我が国の鍼灸医学の中心として，国内および諸外国との窓口として活動していくことが学会の責務となりました．2013年（平成25年）4月1日付で公益社団法人全日本鍼灸学会へと名称を変更し，以降，「鍼灸に関する学術の発展及び国民の健康に寄与すること」を目的に活動を行っています．

　2021年3月末時点での正会員数は2,475名です．会員の職種は，鍼灸師のみではなく，医師，歯科医師や基礎医学の研究者に至るまで幅広い会員構成となっています．学生会員制度も設けていて，卒業後に学生会員から正会員に切り替える際，入会金が免除されます．学生時代からの早期教育の意味を含めた制度のため，是非とも活用していただきたいと思います．他には個人または団体を対象とした賛助会員制度もあります．

JCOPY 498-06932

　本会の学術大会や，各地で開催される支部学術集会では，基礎から臨床の鍼灸学，社会鍼灸学，人文領域の鍼灸学などさまざまな領域の講演や発表が行われています．最新の医学知識の提供も重要であるため，先端医療に関する内容も積極的に取り上げています．近年はコロナ禍の影響のため，オンライン（一部オンデマンド）による配信整備を進めてきました．

　数々の事業を立案し実行する体制とするため2020年度より組織を新たにしました．以下に現在進行中の主要な事業についてお示しします．

1．新しい認定制度（認定鍼灸師）に関わる事業

　従来の認定制度を刷新し，3年間の臨床研修，筆記試験，口頭試問を課した制度とします．本制度により，国民に対して鍼灸に関する技量と知識を保証し，安心で良質な施術を提供いたします．また，各地に指定研修施設を認定していくとともに，専攻鍼灸師（臨床研修中の鍼灸師）が学修するための e-learning system，テキストなども整備しています．

2．ICD-11（国際疾病分類第11回改訂版）伝統医学章の普及事業並びに鍼灸電子カルテ標準参照仕様策定事業

　2022年1月に発効したICD-11伝統医学章に収載された病名とコーディング活用を普及させるためには，卒前卒後の教育が基本となりますが，鍼灸の将来を考えると病名や治療内容を電子データとして蓄積していくことが重要です．そのためには電子カルテシステムが必要ですが，鍼灸領域では未だ紙カルテにおいても標準的なカルテ仕様はなく，電子カルテに至ってはほとんど導入が進んでいません．その必要性と有用性を教育するところからはじめ，将来を見据えて少しずつ整備していく予定です．

3．辞書・用語集作成事業

　鍼灸に関する辞典は散見されますが，現在まで本会が作成した辞書や用語集はありません．本来であればもっと以前に企画編纂されているべきものです．学会編纂の辞書・用語集は，上記の鍼灸電子カルテにおいて必要となるのはもちろんのこと，論文執筆，学会発表においても必要です．今ようやくその第一歩を踏み出しました．

　以上の事業をはじめ，それ以外の事業担当各部においても，役割分担を明確にし

て学会の事業をさらに推進しています．また，鍼灸に関する学術の発展及び国民の健康に寄与することを目的として，会員の皆様に自由な活動と議論の場を提供します．総括となりますが，① 鍼灸に関する正確な情報を提供し，② 研究や症例を発表する機会を設け，③ 他の研究者との交流を通じて学び，④ 我が国の鍼灸を学術的に発展させていくための事業を行います．

正会員として，また，学生会員や賛助会員としての入会をお待ちしています．より詳細な内容についてはホームページ（https://jsam.jp/）【→ QR コード】をご参照ください．

〈今井賢治　若山育郎〉

Q81 都道府県鍼灸師会の活動について教えてください．

A81 鍼灸師同士の繋がりをつくり，行政などとの窓口の役割も果たしながら，鍼灸の発展・普及に努めています．

医師会や看護師会があるように，鍼灸の業界にも鍼灸師会が存在します．また，それぞれの都道府県に公益社団法人または，一般社団法人の鍼灸師会があり，それと協調する形で公益社団法人日本鍼灸師会があります．

日本鍼灸師会の会員数は約 6,000 人，その中で筆者が会長を務める群馬県鍼灸師会の会員が 85 名です．群馬県鍼灸師会は 1948 年に発足し，現在は公益社団法人として活動をしています．

各都道府県鍼灸師会により多少の目的や活動内容に違いはありますが，その中でも群馬県鍼灸師会では，鍼灸術発展のため，研究ならびに技術の研修を行い，鍼灸師の資質向上を図るとともに，鍼灸を普及啓発し，県民の健康維持増進のための公衆衛生の向上に寄与することを目的としています．主な活動内容としては，広報誌の発行や鍼灸の無料体験イベント，健康増進教室の開催，スポーツイベントでの鍼灸のケアサポート，医師や鍼灸師を招いての講習会の開催，療養費取扱に関する研修会の開催などです．

日本鍼灸師会の活動としては，代表的なものとして，学術や研修，全国大会の開催，地域包括ケアシステム内外での医療介護の専門職などとの連携の推進，広報普

JCOPY 498-06932

及活動，会員の相互扶助事業，危機管理としての災害医療支援とその連携などがあげられます．

日本鍼灸師会や群馬県鍼灸師会においても共通していえることですが，医師会や看護師会など多くの医療団体に比べて，鍼灸師の鍼灸師会への加入率は低い状態にあります．群馬県内の鍼灸師が約1,500人で，群馬県鍼灸師会の会員が85人ですので，さらに組織率を上げていくことが現状の課題です．開業後の鍼灸師は，鍼灸師同士の繋がりも少なくなりやすいため，地元鍼灸師会や日本鍼灸師会に所属することで世代や地域を超えた繋がりもできる貴重な場として存在しています．

また，**鍼灸師会は各都道府県の鍼灸に関することの窓口**になっていることが多く，行政や医療業種の求めに応じて鍼灸の普及活動を行うこともありますのでお気軽にご連絡，ご相談いただけたらと思います．

〈田中一行〉

Q 82 日本東洋医学会の鍼灸に関連する活動について教えてください．

A82

一般社団法人日本東洋医学会（The Japan Society for Oriental Medicine: JSOM）は，漢方（Kampo）に関する学術活動をミッションとする，医師，歯科医師，薬剤師，鍼灸師などからなる学術団体です．

ここでいう「Kampo」は世界からみた「日本伝統医学」を表す言葉で日本鍼灸を含みます．

JSOM には，いくつもの委員会がありますが，その1つに鍼灸学術委員会があります．**薬物療法としての漢方と物理療法としての鍼灸は「Kampo」の両輪ですので，**理事会は鍼灸学術委員会を置いて鍼灸に関する学術活動を推進しています **表82-1**．

2000年代に入り，WHO 西太平洋事務局による鍼灸分野の標準化作業が始まると，日本東洋医学会は第二次日本経穴委員会を通じ，構成団体の1つとしてその活動に協力しました．その成果は『WHO STANDARD ACUPUNCTURE POINT

表82-1 鍼灸学術委員会の活動

- 「経穴の主治研究委員会」（1984 年）
- 『鍼灸甲乙経』，『外台秘要』などの穴位主治比較（1994 年に学会誌で報告[1]）
- 復元明堂経条文の研究
- 江戸期以降の鍼灸の発展経緯に関する分析研究
- 日本の鍼灸学流派の沿革に関する研究
- 『WHO STANDARD ACUPUNCTURE POINT LOCATIONS IN THE WESTERN PACIFIC REGION』（2008 年）
- 『WHO/WPRO 標準経穴部位　日本語公式版』（2009 年）
- 「医師のための鍼灸実学講座」開始を契機に，「経穴の主治研究委員会」から「鍼灸学術委員会」と改名（2009 年 9 月）
- 鍼灸の診療ガイドラインに関する調査研究開始（2013 年）
- 同調査研究の成果を発表〔第 66 回学術総会（2015 富山）における「診療ガイドラインと漢方」シンポジウム〕
- 経穴の使用実態に関するアンケート調査〔第 70 回学術総会（2019 東京）〕
- 同アンケート調査の成果を日本東洋医学雑誌に報告[2]（2021 年）

LOCATIONS IN THE WESTERN PACIFIC REGION』（2008 年），『WHO/WPRO 標準経穴部位　日本語公式版』（2009 年）として刊行されています.

　鍼灸学術委員会では，その後も引き続き，第二次日本経穴委員会（2012 年に日本経絡経穴研究会に改組転換）の活動に協力していくとともに，鍼灸を深く理解する医師を増やす目的で，毎年の学術総会で「医師のための鍼灸実技セミナー」の開催サポートを行っています.

　今後は以下の 3 つを目標に活動を継続していきたいと考えています.

1. 日本東洋医学会医師会員及び歯科医師会員が，鍼灸治療を理解して，自ら実践できるような道標を作る.
2. 鍼灸の学術的発展のために役立つ主治症に関連する資料をまとめる.
3. 日本東洋医学会会員が，鍼灸師の活動を理解し，連携できるような提案をする.

◆ 文献 ◆
1) 光藤英彦. 穴位主治の伝承における医心方の意義. 日東医誌. 1994: 44; 101-12.
2) 篠原昭二，若山育郎，柳澤紘，他. 日本東洋医学会会員及び鍼灸学系大学協議会加盟大学教員を対象にした経穴の使用実態に関するアンケート調査. 日東医誌. 2021; 72: 287-302.

〈若山育郎　山岡傳一郎〉

日本東方医学会の鍼灸に関連する活動について教えてください.

A83 「鍼灸学セミナー」という医師, 鍼灸師などの医療従事者を対象としたセミナーを長年行っており, また, 医師, 鍼灸師, 薬剤師の連携をビジョンに掲げて活動しています.

　日本東方医学会は, 1973 年に医師のための鍼灸セミナー修了者を中心とした医師東洋医学研究会（MSA 会）（会長　間中喜雄）がもとになっています. その後, 中国由来の東洋医学である中医学（鍼灸を含む）について, 中国より中医師（老中医）を招聘し研修を重ねました. そして, 1983 年に正しい中医学や漢方医学の普及を目的とした財団法人東方医療振興財団（2014 年に内閣府許可の一般財団法人東方医療振興財団に移行）が, 医師東洋医学研究会を母体として設立されたのを期に, 日本東方医学会と改名した歴史ある学会です. よって, **発足当時から鍼灸に対する関心が高い医療従事者が多い学会**でした.

　そのような背景をもとに, 「**鍼灸学セミナー**」という医師, 鍼灸師などの医療従事者を対象としたセミナーを年 1, 2 回ほど長年行っており, 第 52 回まで回を重ねています. また, このセミナーは, 厚生労働省および日本医師会の後援を受けてもいます. 学会役員にも, 佐々木和郎（元　鈴鹿医療科学大学保健衛生学部鍼灸サイエンス学科教授）, 形井秀一（筑波技術大学名誉教授）などの高名な鍼灸師がいますし, 年 1 回行われる日本東方医学会の大会でも, 鍼灸の一般演題が毎回報告されています.

　また, **学会のビジョンの 1 つとして, 医師, 鍼灸師, 薬剤師の連携**を行うことを掲げており, それを具体化すべく, 2017 年から医鍼薬地域連携研究会医鍼薬地域連携研究会（Doctor, Acupuncturist and Parmacist Association: DAPA）を立ち上げました. その中で「医療連携をめざす鍼灸師　育成講座」を開始し, 第一期生である 8 名の優秀な鍼灸師を輩出しています. さらには, そこから派生した, 医師と鍼灸師が連携した症例を検討する症例検討会 **DAPA カンファレンス（医鍼薬地域連携カンファレンス）**を月 1 回開催しています. カンファレンスの趣旨は, 医療連携・多職種連携の教育を受けていない鍼灸師にとって, 日々の臨床は閉ざされたものになりがちなので, 医療連携を経験した鍼灸師が症例を報告し, 医師の目を

通じて検討することで，症例に対する新しい視点・現代医学的な診断やケアへの助言を得る機会を設けるというものです．ご興味ある方は是非ご参加いただければと思います．

◆ 文献 ◆
 1）日本東方医学会ホームページ．https://www.jptoho.or.jp
 2）赤羽峰明．医鍼薬地域連携研究会の活動報告．東方医学．2020；36：19-23.

〈長瀬眞彦〉

JCOPY 498-06932

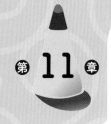

第11章 その他

Q84 日本での鍼灸の変遷について教えてください.

A84 日本での鍼灸は，日本人の精神・文化的風土に大きな影響を受けて変遷しており，多様性をその大きな特徴とします．以下，詳細に述べます．

　日本鍼灸の源流は，古代中国に発祥した古代中国医学です．日本に伝来したのは，史実では562年僧智聡の渡来の時とされています．当時の日本では，大宝律令（701年）を制定し，中国の律令国家にならった国づくりが行われていました．医療制度と医学教育制度も「医疾令」により制定され，針生（鍼を学ぶ）は医生（内科を学ぶ）と同様に7年の教育を受けることが記されています．984年，丹波康頼（912～95年）により六朝および隋唐時代の医書を編纂した『医心方』（半井家本は国宝）が発刊されました．

　平安時代には，この制度は廃れ，やがて消滅します．

　鎌倉時代には，隋唐医学を模倣するだけでなく，日本の風土・文化を考慮し，臨床経験に基づき改良を試み，日本人に合う医学を目指す医家が現れるようになりました．

　室町時代にはその代表が竹田晶慶，**田代三喜**です．特に田代三喜は，李東垣・朱丹渓の李朱医学[*1]を日本にもたらし，それが後の**曲直瀬道三**（→ Q87）に継承されます．その特色は，「基本処方＋加減方」で，患者個々の病証に対応した漢方薬処方で，局方医学[*2]の欠点を克服した素晴らしいものです．つまり日本人に合うよう"加減する"という柔軟で臨機応変の妙は，やがて日本医学の特質を形成することに繋がります．その視点は，湯液（漢方）だけでなく鍼灸にも及ぶことになります．

安土桃山時代に入ると民間医家の活動は一段と活発になり，後述する流派を開く鍼術家が相次いで現れることになります．その中で傑出した医家が，曲直瀬道三です．道三は田代三喜に師事し，李朱医学を学び，自らの経験と李朱医学の立場から古今の医説を融合して『啓迪集』を著します．なお道三は神仏などによる医療を戒め，日本における実証的医学の端緒を切り拓いた人物で，湯液のみならず鍼灸の必要性を力説しました．臨床において患者の性，年齢などによって病気の起こり方が異なることを踏まえ，治療においては"臨機応変"の重要性を説き，理論にとらわれず，患者一人ひとりに応じて診療することを重視しました．道三の臨機応変は，田代三喜の「加減」と通底するものであり，日本鍼灸の底流となって継承され，これこそが日本鍼灸の特質の核であり，多様性の萌芽と考えています．

　具体的には御薗流，夢分流，入江流，吉田流などの鍼術を起こします．こうした優れた流派の台頭は，多様性を特質とする日本鍼灸の形成の基礎を成したものと思います．

　夢分流は打鍼術（→ Q52）の開祖とされる御薗夢分斎が興したといわれています．彼の口述をまとめたものといわれている『鍼道秘訣集』でも述べられている打鍼術は臓腑を重視し，夢分流腹診に基づいて打鍼を小槌で打つという独特の鍼術で，日本独自のものです．

　また，入江流を創始した入江頼明は，中国，朝鮮からの伝来のものとは異なる独自の刺鍼技術を編み出し，自家のものとして広めました．入江流の繊細な鍼術は，後の杉山眞伝流へと発展し，日本独自の鍼術を編み出すことに繋がります．

　以上のように飛鳥時代から奈良，平安そして鎌倉，安土桃山時代へと時代が移るに従い，古代中国医学の模倣から脱却し，日本独自の診察法，刺鍼技術が創始されてきました．

　そして**江戸時代**に入ると日本鍼灸は大きく開花し，爛熟期を迎えます．

　江戸時代初期に近世日本鍼灸の中興の祖ともいわれる杉山和一（→ Q87）が現れます．杉山和一は入江流の長所を取り入れ，管鍼法（→ Q48）をもって鍼術の振興と鍼灸教育に尽くし，日本鍼灸の基盤，すなわち杉山流管鍼による繊細な鍼術の体系化を構築しました．手指と鍼と管とが一体となるように鍼技術を修得する高度な訓練が鍼治講習所において指導されていたようです．

　江戸時代中期になると，古方派と称される復古思潮が起こり，儒学における古学や国学が隆盛します．古方派は，金元医学の思弁的で難解な理論に対抗して，古典

JCOPY　498-06932

に復帰すべしとした流派で，名古屋玄医を皮切りに，後藤艮山，山脇東洋，吉益東洞らが連なる新興医学派です．古方派の特色は，親試実験（実際に試してその効果を評価すること）による臨床の推進です．菅沼周圭は古方派の思想に影響を受けた鍼術家で『鍼灸則』を著し，その巻頭の凡例に「鍼灸には，効果の大きな要穴がある．私は，常々用いているのは70穴にすぎないが，諸病を癒すのにはそれだけでこと足りる」といった内容が記述されています．このように，菅沼周圭は，従来の経絡理論や陰陽五行論，補瀉迎随やさまざまな禁忌（禁鍼穴，禁灸穴など）など，煩わしい理論・理屈を排して，臨床上確実に効果のある経穴70穴を重視する方針を打ち出しました．経絡をとらず，禁穴をいわず，刺鍼施灸の刺激強度を固定せず，瀉血を重視したことは，要穴と補瀉迎随を基本とした杉山流鍼術とは明らかに異なるものでした．

　こうした古方派による親試実験の姿勢が，オランダ（蘭）医学の積極的な受容に果たした役割は少なくありませんでした．しかし，蘭医学のすべてを受容しようとしたものではなく，折衷という形で取り込もうとした漢蘭折衷派もあり，鍼灸の代表が石坂宗哲です．石坂宗哲は，自著『鍼灸説約』において総じて経絡を無視するものの否定はせず，経絡を神経・血管に同化させようと試み，新しい経絡説を提唱しました．ただ臨床的には菅沼周圭と同様に経穴の運用のみで十分であるとする立場を取っています．古来の経絡を否定もせず，『黄帝内経』に根を下ろしつつ，外来の新説をも柔軟に受け入れ，臨床に則する姿勢を貫いたのです．

　以上，日本鍼灸の黎明期から江戸時代までの鍼灸医学の変遷の過程を俯瞰してみました．当初，外国の医学として受け入れた古代中国医学は，鎌倉時代から少しずつ日本化が行われるようになり，現代日本鍼灸の多様性の原型は江戸期に成立しました．それは，①杉山流の古典学派，②菅沼流の実証学派，③石坂流の漢蘭折衷学派の三学派であり，本質において今も変わることはありません．

　明治時代以降，西欧化により日本の国情は大きく変わりました．近代化の嵐の中で多くの伝統文化は排斥，棄却されました．そのことは医療においても例外ではなく，それまで国民の保健を担ってきた漢方，鍼灸でしたが，ともに正統医学の座から追われ，近代西洋医学に置き換えられました．それは，東洋医学が臨床的に劣っていたからではなく，富国強兵の国策のもとに外傷や感染症に強い医学を必要としたためと思われます．

　その後，鍼灸については，**視覚障害者の職業として，その存続は許されましたが，**

医療制度の枠外に置かれ，営業鑑札による許可制度になりました．すなわち，鍼灸師の身分が法的に確立されたものではなくなりました．鍼灸師の身分が法的に定められたのは**昭和22年「あん摩，はり，きゅう，柔道整復等営業法」**の制定を待ってのことです．しかしながら，そのときにも鍼灸は医療制度に組み込まれることはなく，その位置づけは今も変わることはありません．そのために医療保険を取り扱うことができず，医療機関での診療も混合診療として禁止されたままです．

こうした制約の中で残った現代日本鍼灸の特質は，日本の鍼灸を継承し，近代西洋医学を基盤とした東西統合型，新旧統合型ともいえます．

診察法においては，**伝統医学的には切診（切経，腹診，脈診）の重視**であり，現代医学的には理学的検査法や触診法の重視です．なぜ，"触"による診察法（切診，触診）を重視するのかといえば，その根底には日本人の身体観が強く影響しているのではないかと考えています．**日本人の身体観は，身心一如の身体観**（「精神の身体化」「身体の精神化」が一体となった身体）で，それは「身」という用語で語られてきました．したがって身体的な所見はもとより，精神心理的な変化も身体に表出されると認識し，それらを確認できる体表から体壁を重視してきました．しかも体表から体壁に表出される多様な所見を診るには，視覚では捉えることができない変化，例えば筋緊張や硬結，圧痛などを捉えようとしたことから切診（触察）を重視してきたものと思われます．その傾向は，微細な経穴反応（軟弱，湿り気，ザラツキなど）を触察により確認し，経穴部位を決定するといった取穴の際も，日本鍼灸独特のものとして継承されてきました．また日本独自の経絡治療においても，見えない「氣」の変調を的確に把握するには，脈診でしか捉えることができないとし，主証決定を脈診（脈差診）で行うといった大胆な診察法を開発しえたのも日本人の身体観と深く関わっているものと考えられます．なお，これらの「触」の診察法を強化した歴史的背景として，杉山和一が視覚障害者であり，日本中に開設した鍼治講習所における鍼灸教育が関与したことが考えられます．

いずれにしても日本の鍼灸師は，患者の身心所見を切診により実感し，一方患者においては「触られる」ことを通して身心の歪みを実感できます．日本の鍼灸臨床の現場では，こうした施術者と患者の双方が「実感」（リアリティー）することを通して病苦を共有しようとしています．このことは両者の良好な関係（ラポール）を形成する上で極めて重要なことですが，その意義はあまり評価されることはないように思われます．この視点は自分を含む世界として物事を捉えようとするものであって，他者として世界を捉えようとする西洋の視点とは本質的に異なるものであ

JCOPY 498-06932

るだけに留意すべきと考えています.

　一方，鍼灸師として許される範囲で，現代医学的な診察法（理学的検査法や触診など）を丹念に行い，鍼灸治療の適・不適を判断し，患者のリスクを最小化させるとともに鍼灸治療の効果を最大化させるための病態把握に努める必要もあります.

　注）＊1　李東垣と朱丹渓が提唱した医学（中国金元時代）
　　　＊2　処方単位で証に対応する考え方に基づく

〈矢野　忠〉

Q85 現代に残る刺鍼手技や用具の特徴を教えてください.

A85 刺鍼手技と鍼灸用具および治療法の特質も，その歴史の中で培われた「多様性」（→ Q84）にあるといえます.

　現代日本鍼灸にみる刺鍼手技と鍼灸用具および治療法の特質は，一言で言えば「多様性」であり，その背景には Q84 で述べた歴史的背景があります.

　日本の刺鍼手技の多様性の根幹にある特質は，繊細で多彩という点にあり，それを可能にしたのが管鍼法と細い鍼です. 鍼管を用いることによってより細い鍼の刺鍼が可能となり，そのことが繊細で多彩な刺鍼手技の開発を促しました.「個」に適した治療を行うために多彩な刺鍼手技が必要で，接触鍼，数ミリ程度の浅鍼，横刺，病態部位への刺鍼などがあります. 刺した鍼とそれに応ずる生体の反応との関係を刺鍼抵抗感，鍼妙として捉え，身体が自ずと治癒力を発揮できるように導くことを重視してきました. つまり中医鍼灸の透天涼のような強刺激な刺鍼操作で生体反応を意図的に操作するものではなく，身体の特異点（経穴や反応点など）に繊細な刺鍼操作で軽微な刺激を与えてホメオスタシスに干渉し，内在する治癒力を賦活しようとします.

　鍼用具の多様性は，精巧な細い鍼と打鍼の太い鍼，そして皮内鍼，円皮鍼，灸頭鍼，小児はりなどの古代鍼（→ Q49）を改良した現代の多様な鍼具の開発にみられます. さらに低周波鍼通電装置，TEAS（SSP 療法，表面ツボ低周波療法など），レーザー鍼などが開発され臨床に用いられています. 灸用具についても同様で，多様な温灸の開発とともに電気灸，マイクロ波灸，冷灸などが開発されています. こ

れらは，伝統的な鍼や灸の用具を機能的に拡大させたものであります（→ Q64）.

　このように多種類の鍼灸用具が開発された理由は，多様な刺鍼手技や施灸手技を生かし，治療効果を高めるためです．日本人は，物作りにおいて多種類の道具・用具を開発し，それらを巧みに用いることはよく知られたことです．技を生かし，効果を得るために多くの道具・用具を開発することは，日本人の特性でもあります．

　自ずと治療法にも多様性が生じます．鍼灸の治療法を大別すると2つに分けられます．1つは**伝統医学的な治療法**であり，もう1つは**現代西洋医学的な治療法**です．前者には，日本で創始された**経絡治療**だけではなく，**中医学**，**韓医学**などが含まれます．また現代医学的な治療法では，病態把握に基づく治療，反射理論（体表－内臓反射，内臓－体表反射理論）に基づく治療，反応点（トリガーポイント，圧診点，電気運動点など）による治療などがあります．それらを日常臨床では，単独で，あるいは複数の治療法を組み合わせ，また治療計画の中で複数の治療法を時系列的に配し，治療効果を上げようとしています．

　このように**現代日本鍼灸の治療法は，伝統医学理論に重きをおく治療，現代西洋医学理論に重きをおく治療，それらの組み合わせなどの多様な治療が行われています**が，そのことは逆説的にいえば個々の治療法には限界があることを示すものであり，それぞれの限界を補い，あるいは補強するために複数の治療法を用いるのです．多くの鍼灸師は単一の治療法で終始することなく，病態に応じて異なる治療法を組み合わせ，高い臨床効果をあげようとしています．これが現代の我が国における平均的な鍼灸治療のかたちです．まさに東西両医学の知識・技術を生かした東西折衷学派といえるでしょう．

　なぜ理論が異なる治療法を組み合わせ，臨床を展開することができるのかですが，その要因は鍼灸療法そのもののダイナミズムにあります．病証に基づいた治療（随証療法，弁証論治）を行える一方で，阿是穴（→ Q11）の存在に象徴されるように，現代西洋医学的な理論による治療法をも組み込むことができます．こうした鍼灸療法の特性をいかんなく活用しているのが現代の日本鍼灸です．

〈矢野　忠〉

JCOPY 498-06932

Q86 鍼治療の技術革新について教えてください.

A86 歴史上，体内に刺入する鍼，通電する鍼，皮内に留置する鍼という3大技術革新によって鍼治療の応用範囲が広がりました.

　鍼灸発祥の厳密な場所と年代は不明ですが，紀元前に遡ることは間違いありません．この長い鍼灸の歴史の中で，特に鍼治療については3つの特筆すべき技術革新があったと筆者は考えています．

　1つ目は，もともと**砭石**（へんせき）とよばれる小刀のような形状をした道具で膿の切開や瀉血をしていた，メスあるいはランセット（穿刺針）としての鍼が，体内に刺入する細い鍼という形態に進化したことです．今では当たり前のことですが，体内に刺し込んで折れないまま抜き去るという手法は，古代においては革命的な進歩だったと思われます．すでに鍼灸の代表的な古典である『黄帝内経』（こうていだいけい）に切開型の鍼とともに刺入型の鍼が記載されていることから，この技術革新は紀元前に起こったものです．

　2つ目は，鍼を体内に刺入したまま通電するという**鍼通電療法**（→ Q50）の発明です．それまでは，鍼の刺激を持続させるためには術者が手で鍼を回旋したり上下したりし続ける必要がありました．しかし鍼通電機器が登場したことによって，鍼を刺したまま術者は手放しで一定の刺激を与え続けることができるようになったのです．また，電気刺激によって起きる筋収縮や刺激感覚発生部位を確かめながら，より正確に特定の筋や神経を狙って刺鍼することが可能になりました．鍼に電気を流すという行為のルーツには諸説ありますが，少なくとも広く用いられるようになったのは専用の機器が普及した20世紀後半のことです．

　3つ目は，施術を受けた人自身も気づかないような微小な鍼を皮下に留置するという皮内鍼・円皮鍼（→ Q54）の出現です．これによって比較的長期の効果を期待できるようになっただけでなく，スポーツ選手などが激しい身体運動を行う最中にも安全に鍼を持続使用することが可能になりました．この手法も20世紀後半に広まったものです．

　いずれも**金属加工や科学技術の発達に伴って起こった進化**であり，その他多くの例えば貼付型灸，電気灸などの開発とともに，現代の多様な鍼灸の技術面を支えています．

〈山下　仁〉

鍼灸界（国内）のややマニアな有名人を教えてください.

A87 | 曲直瀬道三，杉山和一，中山忠直，柳谷素霊などです.

● **曲直瀬道三**（1507 ～ 94 年） 図 87-1
　～信長，秀吉，家康から信頼されたスーパードクター～

　戦国時代のスーパードクター．鍼灸に関する
本を多く執筆しました．正親町天皇，織田信長，
豊臣秀吉を診察し，徳川家康に漢方薬の知識を
教えたとされています．特に信長から信頼され，
天下第一の名香「蘭奢待」を下賜されています.
　啓迪院という医学校を創設，修学度によって
使用するテキストを変えるなど，当時の最先端
の体系的医学教育を実践しました．武士や公家
以外の商人や農民に対してもセルフケアにお灸
を推奨しており，秀吉が自身のセルフケアにお
灸をよく用いていたのは曲直瀬道三の影響では
ないかと推察されます．公衆衛生やセルフケア
にも力を注いでいたドクターＸといえるで
しょう.

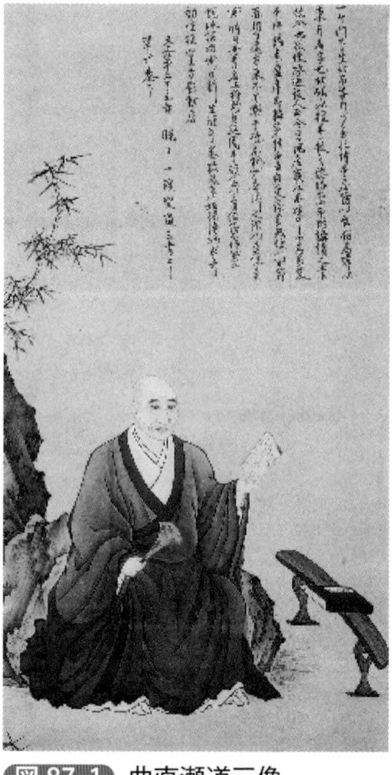

● **杉山和一**（1610 ～ 94 年）
　～神様になった鍼灸師～

図 87-1　曲直瀬道三像
（杏雨書屋蔵）

　現在の鍼治療のスタンダードである，「鍼管」
とよばれる管を使った「管鍼法」を世の中に普及させた人物．幼少期に失明し鍼の
道を志し，その後の２度の破門をものともせず江戸幕府５代将軍徳川綱吉の信任を
得て，盲人の最高官位である検校まで昇りつめました．綱吉の信頼は厚く，何か欲
しいものはないか？　と問われたときに和一が「一つでよいから目が欲しい」と答
えたことから，「本所一つ目」に屋敷が与えられたといわれています.

世界初の視覚障碍者教育施設である杉山流鍼治学問所を設立した，鍼灸教育並びに視覚障碍者教育のパイオニア．鍼の神様として東京都墨田区の江島杉山神社に祀られています．江島杉山神社の土地は和一が綱吉から拝領した本所一つ目の敷地の一部です．

● **中山忠直**（1895 ～ 1957 年）

　～鍼灸を世の中に広めた詩人～

　昭和初期の詩人，思想家．その詩作は SF の先駆けとして評価されています．「漢方医学の新研究」が大ベストセラーになり，後に名を残す多くの鍼灸師や漢方医に影響を与えました．明治維新以降に鍼灸や漢方が衰退し，昭和初期の鍼灸復興運動を先導した柳谷素霊も同書に大きな影響を受け，鍼灸の道を志したといわれています．「漢方医学の新研究」では，「鍼灸は世界無比の物理療法」と記し社会への啓蒙を行う一方，鍼灸師の素養の向上が重要であるとして，医学として世の中に認められるようにしていく必要があると説いています．現代にも通じる鍼灸の長所や課題を明確に記し，ターニングポイントを作り出したレジェンド作家．

● **柳 谷素霊**（1906 ～ 59 年）　図 87-2

　～明治維新以降衰退した鍼灸に復興への道筋をつけたカリスマ～

　明治維新以降の国の政策により明治大正と衰退し，視覚障害者の職域として細々と続いていた鍼灸を昭和初期に復興に導いた立役者．当時「按摩バリ」とよばれ，全身を按摩しつつポイントで鍼をするという使われ方をしていた鍼灸を，解剖学や生理学などの基礎医学をきちんと勉強し，東洋医学も修め，理論立てて全身的に治療する方法こそ鍼灸の本来の姿であると説きました．社会的にも医学的にも受け入れられていなかった鍼灸を，医古典に立脚しながらも医科学的な検証に耐えられるような，本来行われていた全人的な医学としての鍼灸の確立を目指しました．昭和初期の漢方鍼灸復興運動を先導し，鍼灸師という枠組だけでなく，漢方医・薬剤師・医史学者とともに運動を展開しました．漢方鍼灸の復興と鍼灸師の教育に生涯を捧げたカリスマ．戦前戦中の鍼灸界の坂本龍馬．

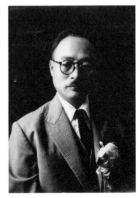

図 87-2　柳谷素霊

〈横山 奨〉

鍼灸界（海外）のややマニアな有名人を教えてください.

A88 | 滑寿, ジェームス・バレット・レストンなどです.

● 滑寿（滑伯仁）（1304 ～ 86 年）

〜たぶん世界一売れた鍼灸書籍を著した漢〜

中国元代の医師, 現代までで最も売れているといわれる医学書(経絡経穴書)「十四経発揮」の著者. 十四経発揮は現代の経絡経穴（いわゆるツボ）の礎になっている書籍. 医古典を尊重し, 古代の医師が湯液（漢方薬）より鍼灸を重要視していたと説き, 滑寿自身も主に鍼灸で治療していたといわれています. 当時の医師でもすでに医古典を読みこなすことが難しかったため注釈本を多く作りました. 難経本義なども有名. 日本では近松門左衛門の弟である岡本一包が, 滑寿の書籍を翻訳出版し, 江戸時代最高の医学ブックメーカーになっています. 曲直瀬道三も門人教育に滑寿の書籍を多く使用しました.

● ジェームス・バレット・レストン James Barrett Reston （1909 ～ 95 年）

〜鍼灸を世界に伝え鍼灸の未来を変えたジャーナリスト〜

ニューヨークタイムズの政治記者で元副社長. ピュリッツァー賞を 2 度(1945 年, 1957 年) 受賞しました. 1972 年のニクソン大統領訪中の前年, ヘンリー・キッシンジャー大統領補佐官とともに事前訪中し, その際に急性虫垂炎になり北京の病院で腰椎麻酔による手術を受けました. 術後に痛みと不快感を訴え鍼灸治療を受け, 治療後 1 時間で痛みと不快感はなくなりその後は再発しませんでした. 帰国したレストンはニューヨークタイムズ 1 面に鍼灸の体験談を記し, 手術の後に中国各地で目にした鍼麻酔の見聞録も後日掲載し, 世界的なニュースとなったのです. その後, この記事が契機となり NIH（アメリカ国立衛生研究所）での鍼灸の研究がスタートすることになり, 「NIH パネルによる鍼に関する合意声明（NIH Panel Issues Consensus Statement on Acupuncture）」に繋がっていきます. 彼の筆が鍼灸の未来を変えたのです.

〈横山 奨〉

JCOPY 498-06932

Q89　ラストメッセージをお願いします.

A89｜百聞は一見にしかず，鍼灸治療を体験してみてください.

　本書を通じて，百聞はできたとも思いますので，ぜひ一見してきてください.

　筆者は，レクチャー後に参加者からこんな声を聞くことがあります.
「先生の話を聞いて，鍼灸治療を受けてきました．イメージと全然違いました.」
「何カ所か行ったんですが，違いもいくつかありました，お気に入りも見つかりました.」
　またこれまで述べてきたように鍼灸の世界は多様性に富んでいます．各人の好みもあると思うので1カ所ではなく，複数カ所で体験することをおすすめします.
　刺す鍼に抵抗があるなら刺さない鍼もありますし（→ Q52），灸の熱さが苦手な人には温かい程度の灸（→ Q58）もあります.
　あなたも，きっとお気に入りの鍼灸師や鍼灸治療に巡り会えると思います.

　それでは，鍼灸治療の体験へいってらっしゃい！

〈寺澤佳洋〉

　謝辞　本書は，共著者の皆様，本書装丁に関してナッジ理論を活用し助言をいただいた青森大学客員教授 竹林正樹先生，中外医学社企画部 桂 彰吾さん，編集部 笹形佑子さんを始め多くの方々の支えにより出版に至りました．心より感謝申し上げます.

2022年7月　寺澤佳洋

索　引

執筆者紹介

◆編著者

寺澤佳洋
口之津病院 内科・総合診療科

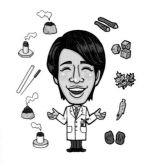

医師, はり師, きゅう師, 3つの資格を有し『医はき師 てらぽん』（→詳細は Q & A2）を自称し, 鍼灸の魅力を広めることを楽しみの1つにしている. 医師対象には鍼灸のレクチャーを, 鍼灸師対象には家庭医療学や西洋医学のレクチャーを行い, 両者の橋渡しに奮闘中. YouTube（→ QR コード）更新中. グロービス経営大学院にて MBA 取得. 鍼灸を広めていただけるあなたに感謝します！

◆執筆者（筆頭著者, 五十音順）

伊藤和憲
明治国際医療大学 鍼灸学部学部長 兼 大学院研究科長 教授

明治鍼灸大学（現 明治国際医療大学）大学院博士課程を修了後, 大阪大学医学部統合医療学講座特任研究員, University of Toronto（Canada）, Research Fellow を経て現在に至る. 慢性疼痛と養生学を専門とし, 2018年より同大学大学院に養生学寄付講座を開設.

今井賢治
帝京平成大学大学院 健康科学研究科 鍼灸学専攻 専攻長
同大学 ヒューマンケア学部 鍼灸学科 教授
同大学 附属東洋医学研究所 所長
（公社）全日本鍼灸学会 常務理事・学術部部長

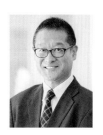

明治鍼灸大学大学院博士課程修了後, Duke University（USA）への留学（2006 ～ 7年）, 明治鍼灸大学鍼灸学部教授などを経て, 現職.

大村健久
函館おおむら整形外科病院 理事長

平成 14 年日本大学医学部卒業後，北海道大学整形外科入局．提携病院で研修を積み，平成 19 年健和会函館おおむら整形外科病院副院長，平成 23 年同病院院長就任．平成 28 年健和会理事長に就任．
健和会 → QR コード

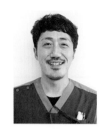

岡光一成
鷲羽鍼灸院 院長，一般社団法人全国鍼灸マッサージ協会組織局

2005 年明治鍼灸大学（現 明治国際医療大学）卒業．2013 年兵庫県西宮市夙川にて鷲羽鍼灸院「い（生・活）きるを Design する」を開院．
趣味：剣道

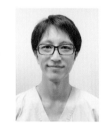

岡本真理
美容鍼灸サロン麻布ハリーク 代表

日本医学柔整鍼灸専門学校 卒業後，美容鍼を普及すべく 2008 年 Do Oriented 株式会社 設立．2009 年〜現在，美容鍼灸サロン麻布ハリークの代表を務める．2017 年美容鍼を取り入れたい鍼灸師のために知識と技術の向上サポート，医学的知識に基づいた美容鍼の普及のため日本メディカル美容鍼協会を設立．

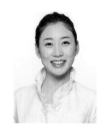

樫尾明彦
給田ファミリークリニック 副院長

聖マリアンナ医科大学卒業，昭和大学大学院修了．医療福祉生協連家庭医療学開発センター（CFMD）にて後期研修，家庭医療専門医を取得し，2017 年より現職．日本東洋医学会・学術教育委員，日本東方医学会・学術委員として，プライマリ・ケアと東洋医学の親和性について，より広めていくことをミッションと考えている．

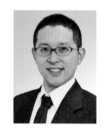

粕谷大智
新潟医療福祉大学 鍼灸健康学科 開設準備室長 教授

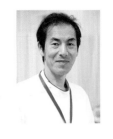

国際鍼灸専門学校卒，筑波大学理療科教員養成施設 臨床研修生修了，人間総合科学大学大学院博士後期課程修了．心身健康科学博士
日本心身健康科学会理事，全日本鍼灸学会監事，日本東洋医学会代議員
鍼灸の普及のため，NHK「東洋医学ホントのチカラ」「ためしてガッテン！」に出演．
主な著書に『ひざ痛はお灸で消える』（光文社），『最強のボディメンテナンス』（徳間書店）
などがある．

金子聡一郎
東北大学大学院医学系研究科 地域総合診療医育成寄附講座，
登米市立登米市民病院 鍼灸外来

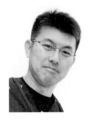

東京衛生学園卒業後，岐阜大学，東北大学にて鍼灸師として勤めた後，東北大学大学院医学系研究科にて博士（医学）号を取得，現在は東北大学大学院医学系研究科 地域総合診療医育成寄附講座や登米市立登米市民病院 鍼灸外来にて臨床，研究，教育を行っている．

姜　琪鎬
医療法人みどり訪問クリニック 理事長

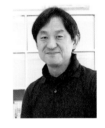

名古屋市立大学医学部卒業．泌尿器科専門医取得後に米国エモリー大学の経営学大学院に留学し MBA 取得．ケアネット社に従事しながら新宿ヒロクリニックで在宅医療を研鑽し，名古屋市でみどり訪問クリニックを開業．
日本在宅医療連合学会指導医，名古屋市立大学医学部臨床教授
みどり訪問クリニック → QRコード

木津正義

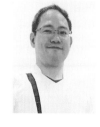

1993 年　明治鍼灸大学（現　明治国際医療大学）入学
1997 年　同大学　付属病院　卒後研修生
2000 年　旭川リハビリテーション病院　勤務
2002 年　明生鍼灸院　勤務
全日本鍼灸学会　認定鍼灸師，日本生殖医学会　会員，日本プライマリ・
ケア連合学会　会員，日本生殖鍼灸標準化機関（JISRAM）会員
趣味：陸上競技
明生鍼灸院 → QR コード

木村研一
関西医療大学保健医療学部　はり灸・スポーツトレーナー学科

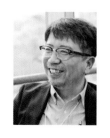

明治鍼灸大学卒業後，同大学院修士課程（鍼灸学修士），和歌山県立医
科大学大学院博士課程（医学博士）修了後，関西鍼灸大学助手，テキサ
ス大学留学を経て，同大学・大学院准教授，現在に至る．主な研究とし
て鍼灸の自律神経機能や末梢循環に及ぼす作用，医学部における鍼灸教
育などを行っている．

栗本夏帆
グラン　統括院長　鍼灸師・温活士

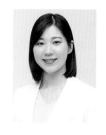

施術の提供を行う傍ら，2021 年 7 月，一般社団法人日本フェムテック
協会の常任理事に就任．またオンラインサロン『腟サロン』を開設し，
女性の心と身体のケアをする学びの場を提供している．さらに一般社団
法人日本鍼灸協会の理事も務め，4 月 9 日を「鍼灸の日」に制定しメディ
ア向けのイベントを行うなど，鍼灸の啓蒙活動に取り組む．
グラン → QRコード

小泉洋一
せんねん灸発売元 セネファ株式会社

せんねん灸お灸ルーム所長．回復のきざしすらなかった方がお灸によって元気を取り戻していく現実を目の当たりにし，お灸に魅了されて鍼灸師の道に進む．かつて市井の病気回復，養生を支えたお灸を未来へと繋いでいくために，まず，今，苦しみ，困っていらっしゃる方にお灸の素晴らしさを実感してほしい．
セネファ → QRコード

小内　愛
埼玉医科大学東洋医学科

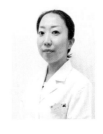

明治鍼灸大学（現 明治国際医療大学）鍼灸学部鍼灸学科卒業後，埼玉医科大学東洋医学科で2年間研修．その後非常勤職員，専任職員となり，現在に至る．専門分野としては，がん緩和ケアおよび支持医療における鍼灸治療について臨床や研究に従事．また，同大学総合医療センター緩和ケアチームの一員としても活動をしている．
埼玉医科大学東洋医学科 → QRコード

古賀慶之助
公益社団法人福岡県鍼灸マッサージ師会 会長

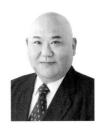

平成5年明治鍼灸大学(現 明治国際医療大学）卒業後，福岡市中央区にて中央整骨鍼灸院を開業．美魔女クリエイターとして本邦の美容鍼灸の発展に貢献する．一般社団法人全日本美容鍼灸連盟相談役．またジャパンアスレチックトレーナーズ協会の認定 ATCとしてスポーツ医学分野でも活躍．さまざまな場面で鍼灸の有用性を啓もうしている．平成15年より柔道整復師会協同組合理事．平成31年より福岡県鍼灸マッサージ師会会長．現在に至る．
中央整骨鍼灸院 → QRコード

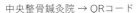

坂部昌明
明治国際医療大学 鍼灸学部非常勤講師，NPO 法人ミライディア 理事

明治鍼灸大学（現 明治国際医療大学）卒業後，京都府立医科大学大学院医学研究科修士課程修了（医科学修士）．NPO 法人ミライディアでは，主に地方創生に関わる事業に参画．専門は，免許および医療制度論・相補代替医療に関する制度論，災害支援と鍼灸，生活と鍼灸など．

新原寿志
常葉大学 健康プロデュース学部 健康鍼灸学科 教授

明治鍼灸大学大学院（現 明治国際医療大学大学院）にて鍼灸学博士を取得後，同大学に就職．2017 年より現職．研究テーマは，鍼灸の安全対策，鍼刺激による筋血流量増加の機序の解明．公益社団法人全日本鍼灸学会 安全性委員会委員長，日本東洋医学サミット会議（JLOM）委員会 2 委員（WG3 主査）などを歴任．

鈴木雅雄
福島県立医科大学会津医療センター附属研究所 漢方外科 教授

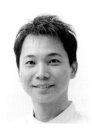

明治鍼灸大学（現 明治国際医療大学）卒業後，明治鍼灸大学大学院前期課程・後期課程修了，京都大学大学院医学研究科呼吸器内科学にて学位を取得．はり師・きゅう師，修士（鍼灸学），博士（鍼灸学）（医学）．大学病院にて鍼灸一般外来の他，入院患者への鍼灸治療を専門としている．現在は緩和ケア病棟での鍼灸治療に力を入れている．

鈴村水鳥
小児科専門医・漢方専門医，名鉄病院 小児漢方内科 / 小児科，かけはし糖尿病・甲状腺クリニック 漢方内科

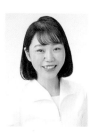

2009 年東京女子医科大学卒業．医学生の時に，難病を患ったことがきっかけで鍼灸・漢方に出会う．医師・患者・母の立場から，東洋医学の力を通してその人が持っている本来の素晴らしい力を引き出したいと思い日々診療中．
名鉄病院 → QRコード

建部陽嗣
量子科学技術研究開発機構

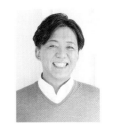

明治鍼灸大学（現 明治国際医療大学）卒業後，明治鍼灸大学大学院，京都府立医科大学大学院修了．鍼灸学修士，医学博士．大学病院にて神経難病患者に鍼灸治療を行ってきた．他に，鍼灸に関する英語論文を紹介する活動を 10 年以上継続中．研究ではアルツハイマー病の血液バイオマーカーを開発している．

田中一行
公益社団法人群馬県鍼灸師会 会長

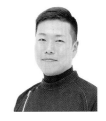

明治鍼灸大学（現 明治国際医療大学）卒業後，鍼灸院勤務を経て龍華鍼灸院を開業．2017 年より公益社団法人群馬県鍼灸師会の会長に就任．現在は株式会社 RK として，群馬県を中心に美容鍼サロンの肌リジェを運営．一般社団法人全日本美容鍼灸連盟理事．日本メディカル美容鍼協会副代表．独自に考案した ICCO 式美顔はりの指導を行う．RK → QRコード

寺澤すみれ

藤田保健衛生大学（現 藤田医科大学）卒業．産婦人科専門医，医学博士．藤田保健衛生大学産婦人科学教室助教，社会医療法人財団新和会 八千代病院 産婦人科勤務等を経て，現在は故郷である長崎県南島原市に戻り，医療法人いその産婦人科に勤務．父とともに周産期医療・女性医療始め地域医療に努めている．2 児の母．

冨田祥史

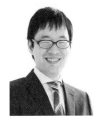

医療法人の難病専門外来の責任者を 10 年務めた後，実家の漢方薬局の 2 階に脳神経疾患など難治性疾患専門の康祐堂鍼灸院を開院．YNSA 創始者山元敏勝医師の宮崎 YNSA セミナーを日本人鍼灸師として初めて修了．2013 年に山元敏勝医師，加藤直哉医師，丹羽裕子歯科医師と共に YNSA 学会を設立．YNSA セミナーを全国で行っている．康祐堂あけぼの漢方鍼灸院 → QRコード

長崎絵美

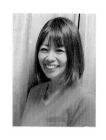

2004 年　京都文教大学　人間学部　臨床心理学科　卒業
2008 年　森ノ宮医療学園専門学校　鍼灸科卒業
はり師・きゅう師．2016 年，大阪市住吉区で鍼灸接骨院を開業し，妊娠中の女性や産後の女性，小児の施術に主に焦点をあてて活動してきた．2021 年，夫婦仲に重要な影響を与える性の満足度に着目し，性機能障害に特化した鍼灸院を開院し，性と健康について考えている．
ホームページ → QRコード

長瀬眞彦

吉祥寺中医クリニック院長，日本東方医学会会長，
順天堂大学医学部医学教育研究室

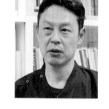

患者の苦痛軽減を目指し，西洋医学と東洋医学の併用を日々の診療で行っている．日本東洋医学会 漢方専門医・指導医，日本東方医学会 中医専門医であり研修医の指導もしている．東洋医学で人を幸せにする，Happy Kampo という概念を提唱中．
日本東方医学会 → QRコード

西村直也

セイリン株式会社　国内営業部　医療・企画推進課　係長

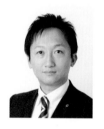

はり師・きゅう師．鈴鹿医療科学大学卒業後，セイリン株式会社へ入社．営業課にて約 10 年間，鍼灸関連施設への営業活動を行う．現在は医療機関を中心に鍼灸関連の情報提供活動を行う傍ら，医師向け刺鍼セミナー等を企画し開催している．
【My purpose】
「医療の未来へ鍼灸を存在させ，医学としての発展に寄与する」

藤沼康樹

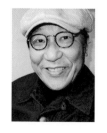

1983 年新潟大学医学部医学科卒業．以後大都市圏の地域医療の実践を続けてきた．専門領域は家庭医療学，医療者教育学で，真正の家庭医の養成をライフワークとしている．

船水隆広
学校法人呉竹学園 臨床教育研究センター　マネージャー

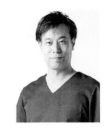

はり師・きゅう師・あん摩マッサージ指圧師として教育と臨床に携わる．メンタルヘルスケアやこころの病気に対する多くの施術経験よりオリジナル鍉鍼術 TST（Takahiro Style　Technique）を考案．こころの病の治療に対しての指導を欧米，アジアなど世界各国で行っている．また東洋医学をベースにした健康増進の体操を考案し大手企業や公的団体などに病にならない身体作りの講演活動を行っている．
鍉鍼研究と心の病にて修士号（心身健康科学）も取得している．
インスタグラム（takataka2727）→ QR コード

増山祥子
森ノ宮医療大学，鍼灸情報センター，大学院保健医療学部研究科，医療技術学部鍼灸学科 准教授

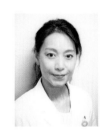

鍼灸師．森ノ宮医療大学保健医療学部鍼灸学科助手，同助教，同講師を経て現在，同准教授．公益社団法人全日本鍼灸学会国際部員．日本の鍼の臨床試験の評価，および千里中央病院（2011 ～ 17 年），大阪急性期・総合医療センター（2015 ～ 20 年）での臨床活動に従事．

松浦悠人
東京有明医療大学 保健医療学部 鍼灸学科 助教

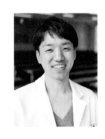

はり師・きゅう師．東京有明医療大学大学院博士後期課程を修了し，博士（鍼灸学）を取得．専門分野は精神科領域における鍼灸治療．大学病院や精神科クリニックと共同研究を行い，うつ病や双極性障害，パニック障害の患者を中心に鍼灸治療の臨床・研究に従事している．
researchmap → QRコード

三村直巳

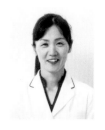

はり師・きゅう師資格取得後，越石鍼灸院にてお灸専門の臨床に従事する傍ら，昭和大学医学部生理学講座生体制御学部門にて免疫系に対する施灸の効果を研究し，博士号（医学）を取得．また，東京医療専門学校教員養成科を卒業した後，新宿医療専門学校での職員経験を経て，東京医療専門学校の専任教員として生理学，灸実技の指導を行っている．

森下大亮
のどか治療院 鍼灸師 ケアマネジャー 生活機能訓練士®

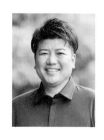

明治国際医療大学卒業後，同大学院修了（鍼灸学修士），同大学非常勤講師，地域リハビリテーション支援センター講師，京都在宅リハビリテーション研究会世話人．2010年京都府亀岡市に在宅専門の「のどか治療院」を開業．在宅療養患者の生活課題を解決する「生活機能訓練士®」の育成を行う．
のどか治療院 → QRコード

矢野　忠
明治国際医療大学

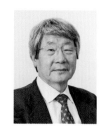

東京教育大学（現　筑波大学）教育学部附属理療科教員養成施設卒業後，筑波大学附属盲学校理療科教員，その後は明治鍼灸大学（現　明治国際医療大学）鍼灸学部にて教育，臨床，研究に従事．現在は明治国際医療大学学長，全日本鍼灸学会名誉会員・顧問，日本温泉気候物理医学会功労会員・評議員，日本統合医療学会監査など．

山下　仁
森ノ宮医療大学鍼灸情報センター　教授

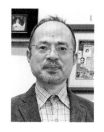

明治鍼灸大学（現　明治国際医療大学）卒業後，愛媛県立中央病院東洋医学研究所，筑波技術短期大学，筑波技術大学を経て，現在，森ノ宮医療大学大学院保健医療学研究科長・教授．同大学鍼灸情報センター長兼任．鍼灸師，博士（保健学）．全日本鍼灸学会理事・臨床情報部長，日本統合医療学会理事・編集委員長，日本東洋医学会代議員．

横山　奨
アイム鍼灸院 総院長，YI'N YANG 総院長

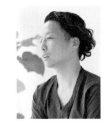

小中高大とスピードスケートを競技として続け，日本大学文理学部体育学科，東洋鍼灸専門学校を卒業後，アイム鍼灸院を開業．開業の傍ら，明治国際医療大学大学院にて鍼灸学修士を取得．その後，YI'N YANG GINZAを開業．現在，年間のべ 4000人の鍼灸治療を行っている．「無痛の鍼，心地よいお灸」を掲げ，クラシックな鍼灸治療をリデザイン中．
YouTube「YI'N YANG」→ QRコード

吉田行宏
明治国際医療大学 鍼灸学師 鍼灸学科 講師

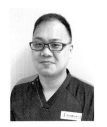

明治鍼灸大学（現 明治国際医療大学）卒業後，附属鍼灸センター研修生，大学院博士課程を修了し博士（鍼灸学）の学位を取得．同大学博士研究員を経て，現在は明治国際医療大学講師，硬式野球部部長．スポーツ鍼灸が専門．ジュニアスポーツにおけるケガ予防にも取り組む．トレーナーを務める SEC カーボン株式会社軟式野球部は天皇賜杯で 2 連覇．寺澤佳洋先生とは大学の同期．

若山育郎
関西医療大学 名誉教授

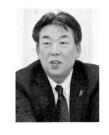

1981 年和歌山県立医科大学卒業．1990 年代後半から鍼灸研究に従事．2013 年から 2021 年 6 月まで一般社団法人日本東洋医学会鍼灸学術委員会担当理事を務めた．現在，公益社団法人全日本鍼灸学会会長，世界鍼灸学会連合会（WFAS）顧問．

鍼灸のことが気になったらまず読む本 Q&A 89 ⓒ

発　行	2022 年 8 月 9 日　1 版 1 刷 2023 年 5 月 1 日　1 版 2 刷
編著者	寺　澤　佳　洋
発行者	株式会社　中外医学社 代表取締役　青　木　　滋 〒 162-0805　東京都新宿区矢来町 62 電　話　　(03) 3268-2701 （代） 振替口座　00190-1-98814 番

印刷・製本／横山印刷㈱　　　　　　　〈SK・YS〉
ISBN978-4-498-06932-9　　　　　　 Printed in Japan

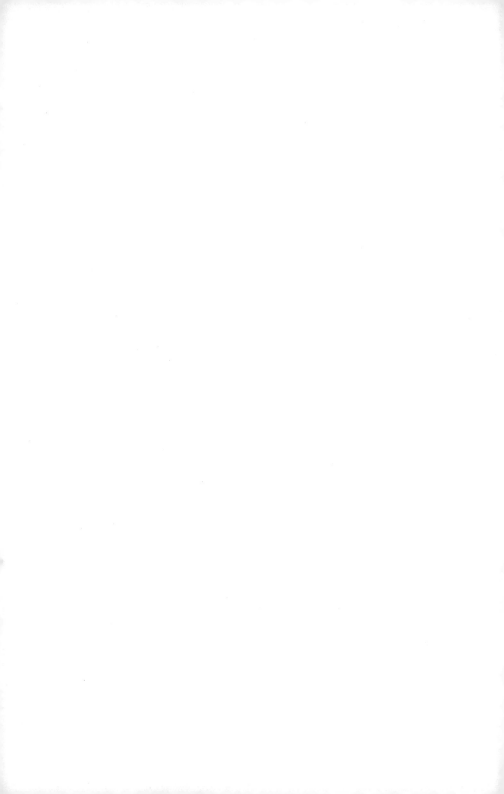